青少年心理障礙

快速診斷手冊

唐子俊・黃詩殷・王慧瑛◎著

➤ 作者簡介 ◀

唐子俊

學歷：高雄醫學大學醫學系學士

　　　　高雄醫學大學行為科學研究所碩士

　　　　國立台灣師範大學教育心理與輔導研究所博士候選人

現職：高雄醫學大學附設醫院精神科主治醫師

　　　　高雄醫學大學附設醫院精神科心理治療督導

　　　　高雄市國、高中輔導團督導

黃詩殷

學歷：國立台灣大學社會系社工組學士

　　　　國立台灣師範大學教育心理與輔導研究所碩士

現職：高雄醫學大學輔導老師

王慧瑛

學歷：國立台灣師範大學衛生教育學系學士

　　　　國立台灣師範大學特殊教育學系碩博士班結業

現職：高雄市立新興高中輔導老師

➤ 序言 ◀

之所以會寫這本書，主要是因為在持續的協助青少年個案的過程當中，發現一般輔導人員、輔導老師、心理衛生的工作人員，需要對青少年的精神病理有更深入的了解。其中最直接的學習方式就是從 DSM-IV 診斷準則當中來了解各種不同類型的個案以及表現。

這些相關的文章會不斷地提醒諮商輔導人員、學校輔導老師、臨床工作人員，甚至是實習的醫療人員所需要注意的事項。由於需要重複提示相關的重點，而且許多部分都剛好和專業人員的考試，以及臨床的操作有關，所以希望能夠整理成一本深入淺出、快速上手的書，協助需要快速掌握青少年精神病理以及精神科診斷準則的個人。

自己相當喜歡比較不同國家的出版品，並發現日本有相當多由專業人員所寫，提供給一般民眾閱讀的書籍，除了一些比較容易懂的、簡單的文字之外，他們也將許多本來相當難入手的專業書籍，經由專業人員消化之後，編寫成可以快速閱讀、卻又不失專業需求的書籍，這也是一直以來和一群夥伴，共同翻譯專業書籍，希望藉由更本土化的精神，能夠傳遞本來許多人視為畏途的專業知識。

在本書當中非常感謝許多個案提供相關的經驗，但是因為專業倫理的考量，許多背景、性別以及相關資料已經過修改。非常

感謝這些個案提供令人印象深刻的臨床表現。也感謝轉介接受治療的心理衛生專業人員、輔導老師及家長。

這應該是一個開頭，我們暫時針對青少年的精神病理症狀，提供一個藍圖。至於治療層面的主題，我們會再繼續針對相關主題撰寫，以便能夠提供更詳盡的資料。希望讀者注意的是，精神病理的判讀，並不是要將個案貼上標籤。如果懷疑可能有相關的精神病理需要做進一步的鑑定甚至是治療，仍然需要轉介到精神醫療院所，由專業人員加以判定。但是一般心理衛生工作人員、老師及家長如果都具備了精神病理的概念，在溝通的時候可以清楚地描述個案的行為表現，以協助青少年個案迅速得到合適的治療，並使家人對於學業成績的降低以及行為改變能夠保持著比較平衡的觀點，這是這本書所期待得到的收穫。

感謝高雄醫學大學附設醫院精神科的工作人員，除了在寫作時提供相當多的意見之外，對於個案的後續介入，也提供了相當多的協助。也很高興在編寫這本書的時候，能夠和高雄市國中輔導團以及高中輔導團的各個老師，經由不斷的一起處理個案，以及討論如何協調不同系統間的合作，盡了相當多的努力。書中的所有案例，都是本土的案例，相信在不同文化背景下的青少年表現，有了本土的案例之後，能夠更貼近我們。如有錯誤請不吝指正。

唐子俊

高雄醫學大學附設醫院精神科主治醫師

2005.6

➤ 目錄 ◀

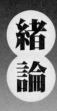

問題評估的原則

青少年的精神症狀，大致上分成兩大類，有一類是屬於內向型的疾病，包括焦慮、憂鬱等症狀。另外一類則是屬於外向型的疾病，例如：品行疾患、對立反抗疾患的行為問題。在開始進入這兩類問題的描述之前，首先說明如何對於青少年的行為加以評估，以及有哪些會談的基本原則是應該特別加以注意的。

疾病大類	相關 DSM-IV 疾病
內向型疾病	焦慮症
	嚴重憂鬱症
	情緒低落疾患
	適應障礙合併憂鬱
	雙極性精神病（也就是躁鬱症）
	身體型疾患（包括體化症、慮病症）
	解離症

（下頁續）

（續上頁）

外向型疾病	品行疾患
	對立反抗疾患
	注意力不足過動疾患
	間歇性情緒爆發疾患
	適應障礙合併行為問題
	因為疾病和腦部受傷造成的行為改變：失去抑制型、攻擊型、混合型等等
特殊種類行為	厭食症
	暴食症
	抽搐疾患
	睡眠障礙
	性問題
	性別認同疾患
扭曲而脫離現實的症狀	短暫精神疾病
	類精神分裂症
	精神分裂症
	妄想症
人格疾患（第二軸）	孤僻怪異的人格：妄想人格、類分裂人格、分裂型人格
	自我中心的、情緒起伏大的人格：邊緣人格、自戀人格、戲劇化人格、反社會人格
	焦慮、害羞的人格：強迫人格、逃避人格、依賴人格

　　家長或老師帶著青少年前來接受評估時，常常會對於他們的行為做局部的描述而且加上許多強烈的情緒。在後面章節所提到的 DSM-IV 診斷概念，將會告訴我們，除了評估症狀對於日常生活影響的程度，最主要的是若要達到正確診斷，則必須蒐集足夠的症狀數目以及詳細症狀的內容，所以除了安撫家長和老師的情緒之外，最重要的就是必須從青少年身上蒐集到詳細的症狀。所以，第一步就是要在建立足夠關係的前提下，蒐集青少年的功能狀態、問題內容、行為出現的頻率以及時間的長短等等。

　　由於青少年許多的精神症狀尚未發展成熟，所以必須以比較廣的向度來蒐集資料。最常採用的方式就是針對內向行為、外向行為，以及特殊種類行為這三個大方向來蒐集。對於剛開始學習的治療師或是想要使用這個系統的人，如果能夠將青少年行為做大方向的區分，雖然還未能熟悉個別診斷，但至少不會將行為做太過離譜的分類，也不至於影響整個治療的大方向。一旦對診斷系統更加熟悉之後，就能夠根據個別的疾病診斷提出更為精密的描述，而且能夠對於不同的鑑別診斷有更深入的了解。

　　在下面的章節中，對於某一大類的疾病討論比較詳細，而且對於相當常見的疾病會做深入淺出的討論。至於特殊或者是需要進階學習的疾病，則請進一步參考相關的書籍。本文作者亦翻譯了一系列的青少年相關書籍，都是針對個別的疾病加以探討，可以供讀者作為參考。

1　如何在學校當中使用 DSM-IV 診斷系統

壹、前言

　　由於學校當中的許多個案需要接受精神科的診斷及評估，而且臨床及諮商的心理衛生服務，也需要根據 DSM-IV 或 ICD（國際疾病分類系統，現在醫療系統當中使用的是 ICD-9）來申請相關的心理治療給付，所以對於精神疾病的分類應該具備基本的常識。在筆者的經驗當中，由於諮商輔導系統希望能夠以全人的觀點提供協助，所以比較少使用診斷系統來看待求助的學生和青少年。然而，在疾病分類的系統當中，其實提供了相當豐富的訊息，不僅可以迅速抓到問題的焦點，也可以協助學校的心理衛生人員和臨床工作人員做更有效的溝通，並能使用共同的語言。

　　在 DSM-IV 的手冊當中提到，「每一個精神疾病（mental disorder）都被概念化是一個在臨床上顯著的行為和心理症候群，或

者是一種這個人在遭遇壓力的時候，習慣發生的反應形態（例如一種疼痛的症狀），或者是失能的狀態（在一個或一個以上的範圍當中出現功能障礙），或者明顯的增加了有關與痛苦、死亡、疼痛、失能、失去自由活動的危險性」。從上面的觀念，我們可以發現在這個診斷系統當中，所要找到的是一種持續出現的心理和行為的症候群。所有的DSM-IV系統當中，所用的都是disorder（疾患）（某些系統翻譯作障礙），而不是一種disease（病）。disorder在精神醫療系統當中把它翻譯成一種疾患，也就是說，即使出現了相關的症候群，也必須要到嚴重影響個人的人際、學業或工作、家庭功能的程度，才被當作是一種疾病。

　　構成一種疾患或者是障礙，需要包括以下幾個部分：

1. **症狀**（symptom）：這是一個人主觀對於自己身體不舒服的報告，例如覺得自己很害怕、對他人感到很緊張、希望能夠暫時離開讓自己害怕的現場，這些都是根據個人主觀的報告而來。

2. **徵兆**（signs）：這是一種可觀察、可測量的行為表現。例如一個人在遭遇壓力的時候，出現了心跳加快、血壓升高、腸胃蠕動減慢，這些都可以用一定的數值來加以表示和測量。

3. **症候群**（syndrome）：就是指徵兆和症狀之間共同結合的表現，而且常常包括了好幾個症狀或是徵兆，而這些部分經常在個案遭遇到壓力或是生理狀況時，傾向於同時出現的一群行為表現。例如，在遭遇到重大創傷後，有一些症

狀常常會同時出現，包括了晚上做夢、白天坐立不安，好像可怕的事情將要再發生一樣、逃避接觸會讓自己想起這些創傷事件的人或事情，由於這些症狀經常一起出現，可以稱作是一個創傷後的症候群。

貳、基本概念：如何看懂 DSM-IV

許多人在學習 DSM-IV 的系統時，常常被它複雜的文字所迷惑，而且看到一大本這麼複雜的診斷手冊，更不知道要如何使用。我們首先以最常見的精神分裂症，來教導大家如何使用 DSM-IV 手冊。

A. 兩個或以上下列的症狀，這些症狀在一個月內占了相當多的時間。

一、妄想
二、幻覺
三、錯亂的言語：例如脫軌或前後不一致
四、錯亂或僵直的行為
五、負向症狀

首先，在 A 診斷準則當中，特別提到的是對於這個精神疾病的最大概念，也就是說什麼叫作精神分裂症（通常是描述必須要具備哪些重要的症狀，而且時間有多長、必須要具備幾個項目，才能夠叫作精神分裂症）。下面有許多細項來描述精神分裂症到底叫什麼，例如精神分裂症有妄想、幻覺、錯亂的言語、錯亂或

僵直的行為，或者負向的症狀。在情感疾患或焦慮症等等相關的診斷，所描述的方式也都根據這個原則。也就是在A診斷準則當中，告訴你這個疾病大概的樣式，而且提醒你應該具備的時間長度和項目，如果不符合這些時間長度的規定，或者項目沒有達到要求的標準時，以下的細項可能就不需要再做太詳細的澄清，因為已經不符合情感疾患和恐慌症的強度了。

再來，我們可以發現，診斷準則A所描述的常常也是具備了好幾個症狀和徵兆，也就是我們前面所提到的症候群。所以大部分DSM-IV的診斷，都是一組症候群。這對於我們整理和歸納所觀察到的種種行為和現象，有相當大的幫助。當我們接受到轉介的個案時，常常聽到家長和老師所描述的只有單一的行為，例如小孩子會偷東西。偷東西本身只是單一的行為，沒有辦法讓我們了解事情的全貌。所以採取症候群的蒐集資料方式，可以讓我們更清楚地找出一群比較會常一起出現的行為。例如，當有一個高中生，在上課的時候會出現喘不過氣來的現象時，如果按照恐慌發作的描述，則應該是包括了：強烈的害怕，在十分鐘以內出現四個以上的焦慮症狀（心悸、冷汗、窒息、胸悶、無助、頭暈、害怕失控和發紅、害怕死亡、麻木、發抖、喘不過氣來、臉紅、失真感）等項目的描述。下一次如果這個孩子再繼續出現上述的症狀時，就可以向輔導老師和精神科醫師報告，這個孩子又出現恐慌的發作了。而不是只有告訴精神科醫師他再度喘不過氣來的這件事情。相對而言，當孩子在治療的過程當中，如果出現恐慌症狀的項目愈來愈少，則可以了解這個個案的恐慌發作已經逐漸

減輕。

　　當找出這是一個症候群之後，必須要注意這些症狀是否對個案造成明顯的人際困擾、功能障礙，或者造成這個人可能失去某些能力的程度。我們在學校當中常常可以發現，有些學生雖然呈現的症狀已經符合焦慮症的診斷，但由於個案長期處在焦慮的狀態，所以這些學生和家長已經不認為這些焦慮的症狀需要加以特別處理，因為他們已經習慣，而且被歸因為個性的一部分。雖然診斷準則 A 的項目和時間已經相當符合，但是在功能的影響上卻沒有很大，因此我們只能當作是疑似焦慮症的個案。就如同在 ICD 的診斷系統當中，雖然有些個案具有同性戀的性取向，但是對他們本身並沒有造成困擾，因此只有將討厭自己是同性戀、而且明顯造成生活困擾的這些個案，納入診斷系統當中，才當作是一種自厭性（ego-dystonic）同性戀的診斷。

　　如果當個案所呈現的症狀和症候群，還沒有達到 DSM-IV 診斷準則 A 的程度，但是卻讓學校輔導老師和臨床心理師常常遭遇到的個案問題，則我們可以從 DSM-IV 手冊當中的「其他可能是臨床注意焦點的各種狀況」這個章節當中找到。這些被放在這個單元的行為和症候群，大都是症狀的項目不夠多、時間不夠長、而且對於個案的日常生活功能影響得不像精神疾病這麼大，卻又沒有辦法被放到未特別標明（not other specified, NOS）的分類當中。

　　我們常常在診斷準則 D 當中可以看到，診斷準則 A 的種種症狀，必須要排除不時出現在某些特定的情況下，這個診斷準則才

可以使用。這就牽扯到 DSM-IV 診斷階層性的概念。在臨床上當個案出現一個症候群的時候，我們都會從比較高危險性的相關疾病開始考量，而不是一開始就認為是心理問題，或者是人際關係出現問題，這樣就和一般的家長考慮層級沒有什麼差別，無法提供足夠專業人員的觀察和判斷。一般而言，DSM-IV 診斷的階層，由高而低分成以下幾個部分：

A. 因為一般醫療狀況所造成的精神症狀和疾病

B. 因為物質使用（如藥物濫用或藥物依賴）所造成的精神症狀和疾病

C. 重大的精神疾病（精神分裂症、躁鬱症、嚴重憂鬱症）

D. 較為輕微的精神疾病（焦慮症、睡眠障礙、飲食疾患、性功能障礙、性別認同障礙、解離疾患、身體型疾患……）

E. 適應障礙合併焦慮、憂鬱、行為問題

由上面的順序看來，我們必須要先排除位階較高的精神科診斷（例如，必須要先做身體的檢查，排除是否由腦部受傷所造成的精神症狀，而不是直接把他歸因是頭部受傷之後造成的心理創傷），然後排除物質使用、重大精神疾病、較為輕微的精神疾病的可能性之後，才能直接歸因到壓力所造成的適應障礙。

參、案例解析

高中女生，因為失眠的問題轉介接受精神科的評估和治療。根據輔導老師說明，這個學生因為長期異性交往的問題，出現了

情緒不穩定、自我傷害的行為。由於長期的接受輔導，發現個案相當固執，許多想法不願意改變，而且發現會談當中個案的情緒愈來愈不適當，常常發呆，而且談到難過的事情時，臉部沒有相對應的表情，顯得相當冷漠和平淡，級任老師懷疑可能是因為和男朋友的衝突，晚上常常電話講到太晚，或者是睡前情緒太過激動，影響了睡眠品質，因此導致失眠。

　　根據 DSM-IV 的診斷準則，我們必須要先考慮還有哪些症狀是同時出現的，而且必須要一起納入考量。結果我們可以發現個案的症狀是失眠、情緒波動、而且最近出現不適當和淡漠的表情。再加上個案最近有自我傷害等衝動的行為表現，我們先以這些症候群作為考量之後，再根據診斷的階層性來加以考慮。

　　首先，個案出現的症狀當中，以不適當的情感表露和波動的情緒為主，而在診斷階層性比較高的部分，應該先考量因為一般醫療狀況或者是藥物濫用所造成的精神疾病，所以必須要到醫院做簡單的身體檢查，而且如果可能有藥物使用的危險性，還必須要詢問藥物使用的過去歷史，甚至要驗尿，排除一般醫療狀況和藥物所引發的精神症狀。之所以要有這樣子的動作，是希望個案在接受治療的時候，不要有其他的生理因素繼續干擾整個治療的進行，甚至如果過度偏重心理和精神層面的治療，可能會忽略掉需要即刻處理的身體狀況。一旦排除個案可能有腦部受傷、身體疾病所造成的精神症狀，也確認個案沒有使用誘發精神症狀改變的種種藥物，還要考慮個案是否有比較嚴重的精神疾病。

　　比較嚴重的精神疾病包括了精神分裂症、躁鬱症以及嚴重憂

鬱症。根據個案的表現，因為已經出現不適當的情緒，所以應該要先考慮是否符合精神分裂症的診斷。結果在詳細詢問個案的精神症狀後，發現個案在會談當中出現平淡的表情，其實已經在日常生活中持續了一段時間。個案描述差不多有半年的時間，雖然仍會和男友吵架，有情緒的波動，但是她發現自己對許多事情變得愈來愈淡漠，剛開始常常感覺到好像有許多事情要發生，但是自己也無法說出所以然來。而在最近一個月來，開始會聽見有人在耳邊和她說話，自己起初也覺得很訝異，後來發現這是一個男生的聲音，常常在耳朵旁邊評論她的行為，之後逐漸出現一男一女的對話，主要是在討論她和她男朋友之間的關係，剛開始她不以為意，後來逐漸專心去聽這些人講話，最後整個人被他們談話的內容所吸引。在學校接受輔導的過程當中，也因為注意去聽這些談話的內容，都沒有辦法專心去聽輔導老師所交代的事情。上課的精神也愈來愈糟糕，失眠只是其中的一項症狀而已。然而最近一男一女談論的內容，讓個案覺得十分難受，她一直不想要去聽這些聲音，但是這些聲音不論她走到哪裡，都會跟著她，她覺得十分煩躁，睡眠的情況也更加嚴重，於是開始打自己的頭，最後發現割傷自己的手腕所導致的疼痛，可以讓自己暫時不去聽他們講話。

如果根據班上老師的觀察，的確這個個案有人際關係的問題，而且明顯影響到學校的課業，和家人的關係愈來愈疏離。但是核心的症狀卻不是如同老師所描述的感情問題，感情問題只是加重原來精神症狀的一個因素而已。而且失眠只是其中的一種表現。

因此根據診斷的位階，我們暫時考慮放在類似精神分裂症的表現，而更細節的部分則需要去澄清相關的症狀、時間的長短、是否有暴力或傷害別人的危險性等問題，才能夠做出更精確的診斷。

肆、五軸的診斷系統

　　以下我們用表格的方式來描述這個五軸的診斷系統：

軸別	內容	舉　　　例
第一軸	臨床疾病	● 我們大部分所看到的精神診斷都是放在這個地方。 ● 常常需要描述到這個疾病是什麼時候發生，經過多少時間，或者是否已經能夠達到完全痊癒的階段。 ● 要不然就必須描述，這些情況雖然還沒有辦法當作是一種精神疾病的嚴重度，但是在臨床上也是相當值得注意了。 ● 許多診斷則需要特別標明它是哪一種次分類： 　*1.* 例如：精神分裂症的次分類則包括了妄想型、僵直型、錯亂型、殘餘型、未分類型。 　*2.* 品行疾患則必須要特別標明是在兒童的時期就開始，或者是青少年的時期才開始。 ● 某些診斷要求必須要特別標明某些症狀（specifier）： 　*1.* 在兒童的刻板運動疾患，則必須要特別標明：是否出現自我傷害的行為。 　*2.* 在兒童分離焦慮疾患上，則需要特別標明：是否是早發型（early onset）的。

（下頁續）

（續上頁）

		*3.*病程（course）的標定：在部分緩解（partial re-mission）的個案身上，我們可以看到個案部分達到診斷準則的症狀已經消失，只有殘留一部分的症狀；而到完全緩解（full remission）的個案，個案診斷準則上的所有症狀已經消失。而完全痊癒（recovery）的個案則是指，個案再也沒有出現相關的症狀，也就是完全好了。例如，在藥物濫用的個案上，特別的標定則包括：

　　　　✓ 早期的完全緩解
　　　　✓ 早期的部分緩解
　　　　✓ 持續的完全緩解
　　　　✓ 持續的部分緩解

〔所謂持續的完全緩解，則是沒有任何藥物依賴和濫用的症狀至少要一年以上。而且可以再加上其他的特別標示，包括了正在接受促進劑（agonist）的治療，或者住在監控（controlled）的環境當中。〕

• 疾病的嚴重度（severity）也需要特別的標明：例如前面的嚴重憂鬱症，如果標明是輕度的，則表示嚴重憂鬱症的項目剛剛好符合這個診斷的低標；如果是嚴重的，則表示有許多項目都符合了嚴重憂鬱症的診斷。當然症狀嚴重，對功能的影響愈大。

• 舉例說明：

　　由於品行疾患（conduct disorder），必須要在過去一年當中，至少符合十四項症狀中的三項或以上。因此有三到四個症狀的這些個案稱作是輕度的，而嚴

（下頁續）

（續上頁）

		重的個案則可能是符合十二項或以上的症狀。而中度的個案則介於三到十二項的症狀之間。輕度的個案，可能對於其他人只有輕微的傷害程度；嚴重程度的個案，對於他人的傷害強度就相當具破壞性（可能使用武器攻擊其他人，而且對人造成嚴重傷害）。因此，同樣一個品行疾患，如果經由這麼清楚地特殊標定，可以更詳細的描述這個孩子問題的嚴重性。
	其他可能是臨床注意焦點的各種狀況（稱作 V code）	當第一軸出現的各種行為和徵兆，沒有嚴重到可以符合任何第一軸的診斷，並且這些症狀其實是需要臨床加以注意的，我們可以將 V code 所提到的各種情況，標明在第一軸。例如： *1.* 家庭的衝突 *2.* 身體和性的虐待 *3.* 失業問題 *4.* 宗教和靈性的問題
第二軸	智能發展遲緩	• 這一軸主要可以納入的診斷包括：人格疾患、智能發展遲緩、某些特定的人格特質（不需要記錄在這一軸內）、長久的防衛機轉（不需要記錄在這一軸內），以及邊緣智能（來自於 V code）。 • 這一軸所要描述的是一種比較持久的發展狀態和人格表現。 • 雖然有許多診斷是長期的，而且可能從兒童時期就開始出現。包括了自閉症、注意力不足和過動；也包括了長期情緒低落的問題，看起來也都是一個比較持久的狀態。但是在 DSM-IV 系統當中會把它放

（下頁續）

（續上頁）

		在第一軸，希望第二軸只有放入左邊所描述的這些診斷。
		• 當放入這些診斷之後，必須要考慮第一軸跟第二軸相互的影響。例如：第一軸是嚴重憂鬱症，如果合併第二軸強迫人格疾患的診斷，則必須要考慮第二軸的因素，可能會將第一軸憂鬱的症狀恢復得更慢，也容易促成復發。和單純只有具備第一軸診斷的嚴重憂鬱症是有所不同的。
	人格疾患（特定的人格特質以及自我防衛機轉，這些部分需要注意但是不需要列入診斷）	• 第二軸當中的人格疾患則分成三大類： *1.* A群人格：包括了妄想型、類分裂人格、分裂型的人格。這些人格的特質主要都是以孤僻、疑心為主。 *2.* B群人格：包括了邊緣、戲劇化、自戀、反社會人格。這些人格的特質主要是以自我中心、情緒波動劇烈為主。 *3.* C群人格：包括了強迫、逃避、依賴人格。這些人格的特質是焦慮、害羞的行為。 • 青少年個案還沒有滿十八歲之前，暫時沒有辦法做人格疾患的診斷。不過這些在成年之後能夠符合人格疾患的個案，在青少年階段都已經出現了許多相關的人格特質。這些部分在臨床上可以加以記錄，甚至對於這些人格特質的形成相關背景，都可以做適當的觀察。但是在診斷的五軸系統當中不需要加以記錄。

（下頁續）

（續上頁）

第三軸	一般醫療狀況及其他相關的身體健康狀態	• 需要標明的是當前的身體狀況，而這些情形可能是會影響第一軸的治療和診斷。 • 在 DSM-IV 的診斷系統當中，常常是多重病因的，而且常常沒有辦法清楚地確定因果關係。例如：在第一軸當中呈現出比較清楚的憂鬱症，而這個病患現在正好因為早發型的糖尿病在接受治療。雖然我們要標出早發型的糖尿病，但是卻沒有辦法清楚地連結這些憂鬱的症狀，是否和糖尿病有直接的關係，但是的確糖尿病的治療會影響憂鬱症的處置及回復，仍然是屬於相關，而且必須是要加以標示的。 • 第三軸可以描述好幾個相關的身體疾病，包括了這個孩子有糖尿病、癲癇以及骨折。當提供了這麼多臨床相關訊息時，治療師在概念化個案的治療計畫時，就會有更足夠的線索可以參考，也可以納入其他的治療團隊。
第四軸	心理社會以及環境的問題	• 第四軸需要列出的是，可能會影響第一軸診斷的心理社會及環境問題。這些問題可能會促成、加重、甚至會延長第一軸疾病的治療時間。 • 常被問到的心理生活壓力則包括了： 1.主要支持系統問題 2.社會環境相關問題 3.教育問題 4.職業問題 5.居住問題 6.經濟問題

（下頁續）

（續上頁）

		7.獲得健康照顧的服務問題 8.和法律系統或犯罪相關的問題 9.其他心理社會及環境的問題 • 這些壓力當然需要根據第一軸的診斷，針對最可能相關的壓力更加詳細的澄清。例如第一軸是來自於家庭暴力所引起的重大創傷後壓力疾患，這需要根據主要支持系統、社會環境的相關問題加以澄清，也需要澄清父母親是否已經遭遇到法律及犯罪系統相關的問題。
第五軸	整體功能評估 (global assessment of function, GAF)	• 這個部分主要使用分數的測量來表示個案當前，以及過去一年最佳的功能狀態。我們可以根據這些訊息來推測個案將來的預後。 • GAF 所評估的是個案整體的功能，個案當然會隨著治療的進展，在得分上有所變化。在實際的臨床經驗當中，我們可能也會採取更加針對個案特殊行為的測量工具，例如測量焦慮症狀和憂鬱症狀的改變、強迫症狀改變。這些更詳細的、更針對特殊症狀的評估，是除了 GAF 這種全面性的功能評估之外，可以附帶使用的工具。而 GAF 主要是要看個案是否從比較低分的適應障礙狀態，能夠回到比較正常的分數。 • 臨床上比較重要的部分，是個案從 GAF 某一個得分的等級，向前或向後移動一個等級，就可以看到比較明顯的臨床症狀的改變。 • 我們可以看到某些重要的行為表現，包括自殺、嚴

（下頁續）

（續上頁）

		重精神症狀等等，對於 GAF 等級的影響相當重大。在已經出現自殺行為和嚴重精神症狀的個案身上，則需要注意停留在這些症狀的時間愈久，得分的等級愈低。 • 但是即使精神症狀恢復，個案的功能也不一定能夠跟著馬上恢復，在 GAF 的得分上，當然也未必隨著成長的情形而會向上進步一個等級。

2 青少年的憂鬱症及躁鬱症

壹、前言

在這個章節當中，我們要介紹有關青少年憂鬱、焦慮、適應障礙等相關疾病，其中情緒障礙占了青少年相關診斷的大部分。如果從 DSM-IV 的診斷系統來看，主要包括情感疾患，也就是嚴重憂鬱症、躁鬱症以及情緒低落疾患等主要以憂鬱和躁鬱為主的相關疾病，之外還有焦慮症，也就是包括強迫症、恐慌症、廣泛焦慮症、畏懼症狀以及重大創傷後壓力疾患。這些診斷是由於較大的壓力所引發的相關焦慮（重大創傷後壓力疾患），或者這些青少年長期就處在比較焦慮的狀態當中。

貳、案例

　　十六歲的高中女生，因為一個月以來持續的情緒低落，以及放學回家後不斷地哭泣，而前來尋求門診治療。依據個案和母親的描述，大約在一個月前個案曾有一次小考不順利，以往這類考試問題，個案大都只是一下午心情不好，然而這一次卻讓個案持續的情緒低落、哭泣、明顯的吃不下飯、體重下降（一個月內就掉了四、五公斤）、脾氣變得很容易生氣，也容易在學校和同學吵架，於是來尋求治療。

　　個案在過去的病史當中，沒有藥物濫用、頭部外傷、手術、自我傷害和暴力的行為，而長期的發展過程當中，也沒有明顯的發展遲緩或者障礙的問題。個案在這一次憂鬱症狀發作之前，個性雖然比較任性，但是大部分生氣的時間都不會超過一天，而且大部分和家人或朋友出去逛街或用餐之後，心情就可以有明顯的改善。個案的長期人際關係還算不錯，有兩、三位知心朋友，可以適當的開放自己，也會和這些朋友討論心事。

　　但最近個案所遭遇的生活壓力是，即使自己很努力念書也沒有辦法進步太多。個案在班上的成績大約是在中等，雖然念書對個案而言有點壓力，但是對於學校社團活動以及下課後的同學人際活動，個案都會相當熱心地參與。最近除了課業的壓力之外，並沒有其他特殊的壓力。

　　個案描述在這一次考試不順利之前，就開始出現晚上不容易

睡著，而且睡到一半醒來之後就沒有辦法再入睡的情形。個案發現自己起床的時間愈來愈早，本來大都是在六點半起床，現在則是四點左右，雖然覺得很累仍然睡不著覺。個案覺得現在自己看到本來很喜歡吃的蛋糕，也一點胃口都沒有，即使家人買了她最喜歡的蛋糕回家，她也只是勉強地吃了一兩口之後就不吃了。個案的人際關係也有明顯的改變，本來她喜歡在放學後和同學出去逛街或吃飯，但是現在即使是她最喜歡的同學來找她，她也覺得很煩躁，而且不太想要看到她們，更不想和她們一起出去，讓同學覺得十分挫折和奇怪。

個案的家庭成員有父親、母親和兩個弟弟，家庭當中並沒有相關的精神疾病史，長期和家人的相處也沒有明顯的問題。家人剛開始看到個案不停地哭泣覺得十分擔心，一直想要說服她不用太在意成績的問題，後來發現個案的心情愈來愈低落，而且到了睡覺和吃飯都受到嚴重影響之後，除了去收驚以外，也接受學校輔導老師的建議，到醫院精神科來接受相關的評估和治療。

參、憂鬱症狀的表現

上面這位高中生所表現出的症狀，是很典型的憂鬱症狀。一般人都會有許多挫折和憂鬱的感受，但是未必成為憂鬱症。美國精神醫學會針對臨床上需要加以注意的情緒相關問題，整理出幾個比較重要的情緒症狀，以下根據 DSM-IV 診斷的準則，列出了三個重要的診斷。

嚴重憂鬱期（major depressive episode）：連續兩個禮拜而且幾乎每天，出現憂鬱情緒或者是失去興趣和快感，以下症狀大於五項。

1. 憂鬱的情緒（青少年為躁動的情緒）
2. 對所有的活動失去興趣和快感
3. 明顯的食欲上升或下降（體重明顯的改變）
4. 失眠或嗜睡
5. 精神活動急躁或是緩慢
6. 疲累或者是失去能量
7. 覺得自己沒有用、過度罪惡感
8. 沒有辦法專心、並且常常猶豫不決
9. 重複想到死亡、自殺意念或有計畫的自殺行為

修改自 DSM-IV（美國精神醫學會，2000）

躁期（manic episode）：情緒升高、情緒波動範圍變大、躁動情緒，大約一個禮拜出現一項或者需要住院，以下症狀大於三項。

1. 誇大的自尊心
2. 睡眠的需求減少
3. 話量明顯增加
4. 意念飛躍；主觀的感覺想法明顯變快
5. 容易分心
6. 目標導向的行為明顯增加
7. 過度投入享樂但是有嚴重後遺症的行為

修改自 DSM-IV（美國精神醫學會，2000）

情緒低落疾患（dysthymic disorder）：至少表現出以下兩項以上。

---

1. 食欲差
2. 吃太多
3. 睡眠問題
4. 疲勞
5. 低自尊
6. 無法專心
7. 無法做決定
8. 覺得無助

修改自 DSM-IV（美國精神醫學會，2000）

　　青少年情緒障礙的種類，仍然是依照成年人的分類方式，分為單極性和雙極性兩種。單極性就是指這個青少年只有憂鬱；雙極性則是指這個青少年可能有躁（情緒高昂或劇烈波動）和憂鬱兩種情形交替出現。

　　在單極性（unipolar）的精神病當中，我們還可以根據憂鬱症狀的嚴重程度，以及時間的長短，簡單區分為嚴重憂鬱症和情緒低落疾患。在嚴重憂鬱症成形之前，可能會出現嚴重憂鬱期，而嚴重憂鬱期的表現就是如上表所述。一旦形成嚴重憂鬱症之後，沒有接受治療的一個周期可能會維持九到十二個月左右，這對於學生的家庭以及課業是相當大的影響，所幸這類診斷所占的比例不是太高。另外一種是屬於中等程度的憂鬱，稱為情緒低落疾患（也請參考上面的診斷準則）。這是一種比較慢性的憂鬱，雖然

憂鬱的程度沒有像嚴重憂鬱症那麼強，但是生病的時間相當長。大約在兩年之內，沒有任何的兩個月能回復到正常情緒狀態。青少年只要有連續一年維持這樣的情緒狀態，就可以建立這樣的診斷。這兩種只有呈現憂鬱的精神疾病，和一般的憂鬱症狀相當不同。一方面是因為他生病的時間很漫長，和一般人情緒低落只維持幾個小時或者幾天就可以紓解有所不同。另外一個部分是，在比較嚴重的憂鬱症狀裡，常常會合併許多生理症狀，而且在憂鬱的這段期間，這些生理症狀都會繼續存在。而在憂鬱恢復的過程當中，生理症狀會先恢復，憂鬱症狀才會慢慢消除。

另外一種是雙極性（bipolar）的精神疾病，也就是一般很常聽到的躁鬱症（manic-depressive psychosis, MDP）。躁鬱症從字面上來看，就是包括了躁症和憂鬱症，也就是說，這些個案除了比較低落的情緒之外，也會出現明顯的情緒高昂或劇烈波動的情緒，與一般人情緒激動的狀況有很大的差異。從上面表格中所呈現的躁期診斷準則可以發現，躁期合併了相當多的外顯行為和生理症狀，包括睡眠需求明顯減少、活動量大、多話等情形。而且躁期被定義為在這段期間內，個人種種表現已經超過其平常一般的個性（即使這個人原本就屬於個性活潑主動、充滿能量，然而這段期間仍然和平常的表現有顯著不同），而且對於這個人的人際、學業以及一般的功能都造成明顯障礙。

由於一般民眾和部分非心理衛生專業人員，常常套用許多專有名詞來描述某些人過度好動的行為以及低落的情緒，從上面的資料整理中其實可以發現，真正的憂鬱症和躁鬱症，和一般憂鬱

以及充滿活力的表現，無論在時間的長度、症狀的嚴重度、甚至在症狀的表現上都有顯著的不同。

肆、青少年憂鬱及躁鬱症相關研究

一、有多少青少年有憂鬱？

　　到底有多少青少年有憂鬱呢？根據我們在高雄市三年來，使用貝克憂鬱量表及貝克焦慮量表，在不同學校中調查的經驗，青少年有焦慮和憂鬱已經達到中至重程度的個案，加起來大約有兩成。這些個案大部分是過渡性的，有明顯壓力所造成的憂鬱症狀較多，符合嚴重精神疾病診斷的個案，大約如下面的表格所表示的，均在 5%以內。大部分青少年個案的憂鬱症狀如果還沒有符合到嚴重精神疾病的診斷，可以隨著壓力減輕而有明顯的改善。如果已經到了嚴重憂鬱症、躁鬱症或情緒低落障礙，即使減輕壓力之後（減少考試、在家休息、放假、家庭關係調整），還是僅能夠恢復一部分的症狀，沒有辦法到完全恢復正常的程度。也就是說，比較嚴重的精神疾病，可以被當作是一種生理的疾病，一定要加以藥物治療。

	一般人口盛行率	男／女	家族史（遺傳率）
嚴重憂鬱症	1%	1/3	10-13%
躁鬱症	＞1%	1/1	25%
情緒低落疾患	6%		
適應障礙合併憂鬱	因壓力而有所不同		

二、不同憂鬱症狀的盛行率、性別及家族史的比較

　　青少年和大人一樣，也有憂鬱症以及相關的疾病，這些疾病不但會造成在學業、人際與家庭各方面的嚴重問題，而且症狀也容易復發。所以對於這些症狀的早期介入，將會協助這些青少年能夠和一般孩子一樣，消弭在正常發展軌道上所遭遇的種種阻力。

　　根據上述對於嚴重憂鬱症、躁鬱症和情緒低落疾患的簡單比較，在美國的調查研究中發現，這幾種嚴重的情緒障礙在所有人口群中大約只有占 1%。事實上，兒童到青少年階段憂鬱症狀的分布比例，有相當戲劇化的變動。在針對青少年所做的調查中（Harrington, 1994），發現憂鬱症狀在兒童階段所占的比例大約是 0.2%至 2.5%，而在青少年階段則增加到 8%。我國衛生署於 2004 年在網站上所公布的自殺率分布，也可以明顯的發現在兒童階段自殺率還相當低，到了青少年階段則提升到十萬分之三左右。由此，可以發現很多憂鬱症狀都是進入青少年階段後才開始明顯出現，這些憂鬱症狀愈來愈明顯而且也愈來愈多樣性。在實務的工作經驗當中，的確也發現許多憂鬱個案在國小階段甚至國中初

期，都是相當活潑快樂的；然而進入青春期之後，就開始比較容易出現憂鬱症的相關症狀，青少年在這個階段可以發現自己的情緒出現了相當明顯的變化。

在青少年階段，男女生憂鬱的比例剛開始並沒有太多性別上的差異；到了青少年後期，女生憂鬱的症狀明顯變成男生的兩倍（Agnold et al., 1996）。在青少年後期所呈現的憂鬱症狀以及表現，都相當類似成年人的症狀表現。

許多人認為青少年階段情緒起伏和低落是一種正常現象。一般認為他們正處於情緒的風暴期，只要隨著年齡增長，這些症狀自然就會消失。在筆者自己所進行的校園調查研究中可以發現，呈現出中到重度憂鬱及焦慮症狀的國高中階段青少年，大約占所有調查個案的兩成，而且這些個案經過精神科醫師的會談，有八成左右的個案已經符合精神科相關的診斷，而且其所呈現出的焦慮和憂鬱症狀，事實上與一般青少年有相當明顯的不同，這與一般人所認為的青少年情緒風暴期其實有相當大的差異。

三、病因學

青少年憂鬱與家庭因素有相當多的關聯性。首先要討論的是家族遺傳性。Radke 等人（1992）發現，如果父母親有憂鬱症，則孩子憂鬱的機會比一般人還要高出許多。青少年如果有親人罹患憂鬱症，則其一生中可能罹患憂鬱症的機率大約為一般人的兩倍，所以這很有可能是一種生理上的遺傳。接下來要考慮的因素是，成長於父母親有情緒困擾或憂鬱症的家庭中的孩子，可能會

在許多層面遭遇負面影響，包括父母親會比較容易忽略孩子情緒以及身體上的照顧，這些家庭的經濟狀況也相對的比較劣勢，也可能居住於較缺乏資源的環境裡。在一個著名的憂鬱症研究中，發現若是在九歲之前失去了父母親當中的一位，則這個人得到憂鬱症的機會也會明顯增加。因此，著名的兒童及青少年精神科醫師 Rutter（1999）就認為，青少年的憂鬱症是基因與環境交互作用所產生的結果。

在我們的研究當中可以發現，許多生活事件和青少年憂鬱症狀以及自我傷害行為有相當大的關聯。這些事件包括學業及學校壓力、人際關係困擾（缺乏可以談心的朋友、出現人際衝突的事件、角色適應不良、沒有解決的失落經驗）、家庭過度的涉入或缺乏支持，以及單親家庭的生活環境（沒有足夠的資源、缺乏情感的支持、急著想要達到效果的管教方式），都與青少年憂鬱症狀甚至是自我傷害行為有明顯的關係。

青少年的成長與學習環境，和憂鬱症狀有相當大的關係。檢視上述導致青少年憂鬱的因素，發現對青少年影響最大的環境，一個是學校，另外一個則是家庭。如果這些青少年本來就有容易導致情緒持續低落、比一般人還要大的情緒起伏，或者是特別容易緊張的生理特質；再加上不良環境因素的影響，大幅增加了青少年出現情緒障礙的機會。這個概念在國外許多相關研究中，都可以看到類似的描述。相對而言，青少年情緒障礙症狀的解決方案，也就不能只將重點放在純粹的藥物治療，或者只是調整部分的人際關係和學習環境而已。

一般以藥物治療青少年的情緒障礙，都只能達到部分效果而已。然而對於青少年形成憂鬱症狀的生理病因仍是不可忽略的。雖然透過家庭或學習環境的改變，可以讓青少年的情緒症狀減輕，但如果再加上適當的藥物治療，則特別能夠處理青少年在壓力過後，或者是沒有壓力刺激時，所產生的情緒波動或者是低落的情緒。

伍、處理和治療

在各種針對憂鬱症的心理治療當中，什麼才是有效的心理治療呢？需要符合以下幾點：包括以手冊操作、詳細的記載特色和實例、治療必須要經過隨機的實驗設計、至少需要兩個不同的研究團隊證明有效、符合實證基礎的治療等等，目前有人際心理治療、認知行為治療、心理動力治療、行為治療，以及家族、團體治療等，均被證實為有效的心理治療方式。對於憂鬱症進行的心理治療，其目標可以分為短期和長期兩種來看。短期目標是希望個案減少其心理症狀，能改變其行為、思考及態度，並且即刻地減少情緒低落的症狀。至於長期的目標，則希望能減少因為疾病造成的功能下降（包括人際、家庭及學校等方面），以及預防症狀慢性化及復發。以下依序介紹多種治療方式。

一、認知行為治療

認知行為治療的特色在於其指導性、高結構、限定時間、強

調行為相關的認知，以及問題解決的技術。認知行為治療的目標包括有緩解症狀、找出導致憂鬱的信念並在現實中加以挑戰，以及減少失功能認知的增強效應，其並不像心理動力治療那樣專注在潛意識的解析。認知行為治療已被證實是具有療效的，但仍有改善的空間。

二、行為治療

行為治療的原理是依據增強理論，認為憂鬱的行為來自於失去正向的增強。可能來自個案沒有正確的時間表來接觸正增強物，或者是個案缺乏適當的技巧來取得增強，然而憂鬱的情緒又減少了個案接受正增強的機會。所以其治療目標在於協助個案直接接觸令人愉快的活動，因而增加良好的人際關係。運用的治療機制包括有增加愉快的活動、問題解決能力、社交能力、自我肯定訓練以及情緒調節等等。

三、心理動力治療

心理動力治療認為是潛意識的衝突造成了憂鬱。所以其治療原則，就是經由對潛意識進行面質、澄清及解析。相較於心理動力治療聚焦於潛意識，耗時，人際心理治療則屬於限定時間，聚焦於當前人際關係以及有較高的指導性。心理動力治療目前仍無個案對照研究來證實其療效。

四、家族治療

以家族治療的觀點，認為憂鬱症是來自家族系統的失衡，包括不適當的結盟、溝通困難，以及特定的家庭病理等等。在實證研究當中，有運用以家庭為本的治療來取代傳統的家族治療，模式包括了有行為家族治療、心理衛教家族治療、系統家族治療、依附為本的家族治療（依附的失敗加上不良的家庭環境，讓孩子沒有辦法學會應付家庭及環境壓力的技術，而導致憂鬱。治療的目的是協助父母親成為較好的依附對象，改善親子溝通來減少憂鬱）。

五、團體治療

團體治療的原理，是將青少年放在與生活困境類似的同儕團體當中，提供相互支持，以及練習新的人際技巧。團體的目標包括有：讓個案了解和其他成員需求的共通性、對於特定的困境找出解決方案、學會更有效的社交技巧，也讓成員們彼此更加地能覺察別人的需求及感受。社交技巧團體主要是設定目標，目標導向，而且以限定時間的方式，而人際團體則是聚焦在特定問題的處理上。針對青少年憂鬱症而進行的人際團體，目前仍在研究階段中。

六、藥物治療

治療師在進行藥物治療之前，需要先向個案及家屬解釋，憂

鬱症無法只單純使用藥物治療，還必須要加上心理社會的介入。目前對青少年憂鬱症已被證明有效的藥物有 Seroxat、Prozac 以及 Zoloft 等。藥物對於憂鬱症的療效約占六到七成，所以還需要其他治療方式介入。

七、青少年人際心理治療

　　青少年人際心理治療源自於對成年憂鬱症的有效治療，由於成年人的憂鬱症和青少年的大致類似，而且研究也顯示青少年憂鬱症會延伸到成年。另外，研究發現青少年憂鬱症會導致明顯的社交功能、家庭關係、同儕關係下降，所以憂鬱症一旦改善，學習表現及學校功能、家庭及同儕功能也會明顯改善。青少年人際心理治療聚焦在特定的人際問題領域，父母親及家人會被鼓勵同時參與治療，因為可以促成家庭關係及家庭內溝通的改善。其認為憂鬱的心理社會相關背景，包括了家庭衝突、社交能力、情感表達、情感溝通等等。所以青少年人際心理治療的基本原則為，每週一次共十二週，治療目標在於減少憂鬱症狀以及處理憂鬱相關的人際問題，只聚焦在一到兩個人際議題並加以處理。其將問題分為幾大領域，包括：哀傷反應、親子或同儕衝突、過渡階段的角色適應困難、家庭結構造成的壓力，以及家庭溝通困境等等。

　　青少年人際心理治療分成以下三個階段：

(一)開始階段

　　確認憂鬱症診斷、憂鬱症的心理衛教、了解重要的人際關係、

找出將要處理的問題領域。並且讓個案知道許多症狀是來自憂鬱症，而且對於治療會有良好預後。

(二)中間階段

聚焦在找出的問題領域、協助個案更有效的表達、溝通、和家人協調。技巧包括表達適當的情緒、澄清關係的期待、溝通分析、人際問題解決、新互動方式的角色扮演。

(三)結束階段

澄清憂鬱症狀復發的徵兆、找出中間階段的有效策略加以類化、強調已經學會的人際技巧、討論後續治療的必要性。

然而，人際心理治療應用在青少年時，大部分和成人原則類似，其認為青少年的角色轉換主要來自於家庭結構的改變，青少年的治療常常需要納入家庭成員及監護人，才能達到效果。家人的加入則包括了從未出席到參加好幾次的會談，依個案的不同而保持彈性。另外，治療的目標需要符合發展的任務，包括：個別化、自主性、異性關係的發展、感情關係的發展、處理失戀及同儕壓力。其常用於青少年的治療技術包括有憂鬱量尺（一到十）、更基礎的社交技巧、教導同理心、修改非黑即白的思考、親子關係尤其重視談判技巧。如果是在拒學症、身體及性虐待、自殺、攻擊、兒童保護機構等問題情境中，則需要家人加入治療一起處理。

關於青少年人際心理治療的療效，目前發現接受治療的青少

年可以明顯改善社交功能及人際問題解決能力,並且減少憂鬱的症狀。研究也證實當其用於社區及學校的情境時,效果明顯優於學校原先使用的方法。至於目前正在發展的青少年人際團體心理治療,療效尚待證明中。如果被證實其效果後,則將會是一個節省人力的有效治療策略。

陸、階段

我們將青少年憂鬱症進行治療的過程與階段,劃分為評估階段、治療階段以及預後階段來分別說明。

一、評估階段

由於青少年憂鬱症具有相當多樣性的變化,而且青少年個案配合程度的差異性很大,所以需要給與完整的評估,才能對於問題影響範圍、症狀嚴重度以及真實性做出正確的判斷。通常需要在和青少年會談之後,再加上同儕、家人和老師的意見,這樣才能對於青少年情緒障礙有比較完整的評估與判斷。一般而言,年齡愈小的個案需要家人的協助愈多,家庭狀況的評估以及衛教就更加重要。如果年齡較大的青少年,例如已經到了高中階段,則可以直接針對青少年以及其重要的同儕加以評估,大致上就可以掌握主要的治療方向。在這個評估階段,我們需要和青少年有單獨會談的時間,因為許多青少年常常不願意在父母親和老師面前談論自己的症狀,治療師更要清楚表明自己的立場並不會偏向任

何一邊，今天的評估也不是為了課業或相關的處罰，這樣才能夠協助青少年放心的進入會談。

　　青少年情緒障礙的評估，一定要記得評估暴力和自殺的危險性。許多青少年即使已經出現了自我傷害和攻擊別人的行為，如果治療師不加以詢問，這些青少年也認為傷害自己或攻擊別人的行為並不重要，和治療沒有什麼相關而且不需要討論。在我們的實務和調查經驗當中，青少年自我傷害的行為，大約占國高中學生 5%，許多人可能不是為了想要自殺，而是當作宣泄情緒和轉移注意力的方式。這些部分一定要加以討論，自我傷害行為也可能是自殺的前兆。

二、治療階段

　　經由詳細的評估之後，除了診斷出可能是嚴重憂鬱症、躁鬱症和情緒低落疾患，也要對於其他向度加以介入。在 DSM-IV 的診斷系統當中，提醒我們應該要注意的是：人格及發展的問題（第二軸）、生理相關問題（第三軸）、心理社會壓力（第四軸）、過去一年最佳適應的狀況（第五軸）。我們根據這個評估的向度，將治療大致上分成藥物治療（生物治療）、心理治療、社區及學校的防治策略三個部分。

(一)藥物治療

　　最常被用來治療青少年憂鬱症狀的是抗憂鬱劑。抗憂鬱劑的演變已經有一段時間，其所使用的三環抗憂鬱劑（TCA）雖然對

於較嚴重的憂鬱症狀仍然有效，但是這種藥物的副作用常常讓青少年覺得不舒服（頭暈、想睡覺、全身無力），而且容易造成心臟傳導方面的問題（雖然藥物停用以後這些問題可能就會消除）。所以目前最常使用的抗憂鬱劑是血清素再吸收抑制劑（以下簡稱SSRI），當作第一線使用的藥物。現今對於血清素的大規模研究，只有使用 fluoxetine（也就是我們平常俗稱的百憂解），百憂解的藥效的確明顯比安慰劑的效果還要好，而且青少年使用時，也比較容易接受這種藥物可能的相關副作用（些許的頭暈、拉肚子或嘔吐，而且副作用減少很多），並且藥物的危險性也比較低，尤其是對於有自殺危險性的青少年而言，使用這種藥物的安全性高很多。在作者臨床使用的經驗當中，由於不同的血清素再吸收抑制劑各有不同的特殊副作用以及其所使用的族群，國外的研究也顯示，並沒有任何一種血清素再吸收抑制劑的效果優於其他任何一種，所以需要根據不同個案的作用及副作用來使用與調整。另外，還有更新的藥物是血清素正腎上腺素再吸收抑制劑（SNRI），這種藥物除了能夠處理憂鬱的情緒之外，也能夠提升青少年參與活動的動機，在臨床上也逐漸被廣泛使用來治療青少年的問題。

許多父母親都相當關心孩子服用藥物的相關問題。回顧我們之前所提到的，嚴重憂鬱症和躁鬱症的自然病程至少都在半年到一年之間，正規的服用方式是在症狀完全控制之後，至少要再服用半年以上，才能夠考慮逐漸減少藥物。部分個案在減少藥物時症狀會傾向於復發，所以在減少藥物劑量時，必須要接受規則的

門診追蹤並且加以監控，當症狀復發的時候，有一些藥物就沒有辦法繼續再減少劑量。當治療效果無法達到滿意程度時，這時就必須要考量幾個重要的關鍵。第一個當然是青少年服藥的不規則，在作者的臨床經驗中，許多父母親因為擔心一旦青少年長期服用藥物後會持續的依賴藥物，所以在症狀稍微減輕之後就將藥物拿掉，甚至限制青少年服用藥物。這是相當錯誤的行為，不僅會延長整個治療所需要的時間，也會讓症狀起起落落，當青少年受到這些症狀干擾，課業和人際關係受影響的時間也會明顯拉長。第二個要考慮到的是，副作用是否會讓青少年和父母親不敢服用必須的藥物劑量，關於這一點需要對於藥物的副作用加以處理，或者考慮換成青少年比較適合使用的藥物，才能夠穩定維持足夠的劑量以及達到預期的治療效果。第三個則是需要加上其他的藥物以輔助抗憂鬱劑的使用，包括了抗精神病藥物（anti-psychotics）合併用原來抗憂鬱劑的使用。躁鬱症的個案本來就會使用情緒穩定劑（mood stablizer），也就是我們比較常聽到的鋰鹽（lithium）等藥物，如果憂鬱症狀對於純粹使用抗憂鬱劑效果不好的時候，也常常會考慮加上情緒穩定劑來作為第二線輔助的藥物。

　　如果加上第二線和第三線藥物的治療效果仍然不好時，則可能需要考慮以住院治療的方式來觀察真正的藥物效果及副作用。雖然許多家長和青少年不願意住院，但是對於藥物的服用方式、親子的互動、藥物可能的副作用，以及是否需要對青少年做心理治療和家族治療的介入，常常需要更細膩的觀察，這些部分在門診是不容易做到的。經由住院的詳細記錄和觀察之後，如果給與

適當藥物仍然沒有辦法達到預期的治療效果,則可以進一步考慮電氣痙攣治療(electroconvulsive therapy),也就是我們俗稱的電療。一般民眾常對於電療有所誤解,將電視和電影裡面所看到的電刑或電椅當作是電療。事實上電療是一個相當安全而且迅速的方式,如果醫師考慮運用類似的治療方式時,應該要協助青少年及家長了解整個電療的過程,甚至參觀電療的工具,對於可能的副作用都需要事先加以說明。

(二)心理治療

對於青少年憂鬱症和情緒障礙,最常被使用的方式是衛教。在許多大型研究中,可以發現衛教的確能夠對於輕度的憂鬱症狀或者適應障礙合併憂鬱,達到部分的效果。在作者的校園研究經驗當中,也發現衛教可以協助輕微憂鬱症狀的青少年增進自我了解和求助行為。至於針對父母親的衛教,也可以減少父母親對於青少年在憂鬱症狀下呈現看似懶散行為時過度挑剔的反應,至少不會讓青少年憂鬱症狀更加惡化。然而衛教的方式並沒有辦法處理中等程度以上的憂鬱症狀和情緒障礙,還是需要使用心理治療來加以處理。

青少年情緒障礙的心理治療,主要包括了認知行為治療、人際心理治療、心理動力治療、家族治療以及團體心理治療等方式。許多的研究都想要找出對於青少年情緒障礙最適合的心理治療方式,但是大部分的研究都缺乏隨機分配和控制組,因此讓研究效果的類推受到了限制。大致上,認知行為治療被證明為是治療青

少年情緒障礙最有效的方式。認知行為治療的進行大約每週一次，
每次四十分鐘（需要按照青少年的精神症狀和耐性來加以調整），
主要目的是協助青少年找出導致自己情緒低落的想法（扭曲的認
知和基模），針對這些扭曲的想法加以挑戰，然後進行修正，並
且訓練他們能夠養成修改這類想法的習慣，進而逐漸運用在日常
生活的實際情境中。和一般成人認知行為治療類似的地方是，操
作時也常希望青少年能夠記錄自己的情緒，這個步驟稱為情緒日
記的記錄。這個步驟在實際情境操作時，可能需要同儕和家人的
提醒，因為青少年常常沒有習慣對於自己的情緒進行觀察和記錄，
也常因此使得認知行為治療的效果受到限制。心理動力治療則比
較適用在年齡較長的青少年，因為他們比較能夠對於自己的內在
動機以及情緒狀態進行觀察，並且能夠連結過去的成長經驗和現
在情緒的關聯性，然後更加深入的了解為什麼現在會產生這些情
緒、為什麼對某些特殊的人或事情會反應這麼劇烈，達到洞察或
頓悟（insight）的效果。

　　發展青少年人際心理治療（interpersonal psychotherapy, IPTA）
主要的理論是根據青少年的發展階段，由於青少年階段對於同儕
及人際關係的需求最大，而且可能遭遇的困難也最多，所以是其
主要症狀的來源。如果能夠對這些人際關係加以處理，青少年的
憂鬱症狀也可以隨之改善。Mufson等人（2004）提出的青少年人
際心理治療版本當中，認為青少年所遭遇的問題包括有人際衝突、
人際關係缺乏、角色轉換和適應問題、沒有處理的失落和哀傷反
應、單親家庭及相關問題。這種治療方式主要還是來自於認知行

為治療的架構，但是為了協助青少年而做了相當程度的修改，在臨床上也證明了對於憂鬱症青少年症狀的減輕有顯著的效果。研究者最近也將之推廣使用於學校情境，在作者實務經驗中也發現，在學校情境中使用的確可以對於憂鬱症狀達到相當程度的療效。

㈢社區及學校的防治策略

　　憂鬱青少年大部分活動的時間都是在學校，所以學校及社區的防治工作顯得相當重要。憂鬱青少年的憂鬱症狀和躁鬱症狀比較非典型，和成年人所呈現的症狀差異較大，例如在 DSM-IV 就提到，嚴重憂鬱期的青少年可以呈現出易怒和躁動的症狀，這些症狀表現在學校容易被當作是挑釁、不尊重老師，而在家庭當中容易被當作是叛逆期的表現，常會使得這些憂鬱症相關症狀受到嚴格的處罰和管理，更容易加重青少年的症狀，而且導致可能有自殺危險性的青少年不願意和父母親及老師溝通，這對於後續症狀監控以及自殺危險性的追蹤，容易產生相當大的漏洞和困難，所以社區及學校防治的重點，應該是在於增加辨識憂鬱情緒障礙症狀的相關知識。透過提供大課程教學或者是使用適當的衛教書籍和單張，還要提供老師及家長適當的諮詢管道，才能夠有效提升社區處理青少年情緒障礙症狀的能力。

三、預後階段

　　大部分的憂鬱青少年經由適當的治療，都可以從憂鬱症狀當中恢復。Strober（1993）針對嚴重憂鬱症、住院青少年進行研究，

結果發現有九成的青少年可以在兩年內完全恢復。但是 Garber 等人（1988）卻提醒，如果沒有對於憂鬱症狀進行適當的管理和治療，這些症狀可以延伸到成年階段。Harrington（1992）則認為，到了成年之後容易出現憂鬱症狀復發的重要指標是，在青少年憂鬱階段就呈現出嚴重的、類似成年人憂鬱症狀的表現，而且在憂鬱症狀出現的時候，並沒有合併品行疾患所造成的情緒躁動等相關症狀。臨床經驗中也可能有一部分的個案其實是躁鬱症，只是一開始出現憂鬱症狀，然後再逐漸演變成完整的躁鬱症。其中最令人關心的問題莫過於自殺的危險性，依據我國衛生署網站上所公布的青少年自殺資料，可以發現在十四到十九歲的這個青少年族群中，每年大約在十萬人當中就有二到三個青少年自殺，而且其中大部分都是有精神方面相關疾病，所以這是我們不可以忽略的重點之一，我們另外有獨立的章節來討論青少年自殺的問題。

3 青少年的焦慮症

壹、前言

在我們的成長過程中，從很小就可能會面臨到各種不同程度的焦慮。精神分析及客體關係理論中，都提到嬰兒離開子宮的瞬間是人生以來第一次經歷的最大焦慮，而這個焦慮經驗則是後續焦慮的重要經驗。在兒童階段，常見的焦慮是對於陌生人的恐懼，以及和母親的分離焦慮。之後，兒童也會對於處在黑暗中，或者對於某些動物以及想像的圖像、生物感到害怕。在青少年階段，由於非常重視在別人面前的表現，所以焦慮主要的來源是表現的焦慮，以及擔心自己在人際情境當中沒有辦法表現的很好。我們可以看到上述不同的年齡和發展階段，由於所處的環境、具備的認知能力有所不同，所以產生的焦慮種類也隨之改變。之後所要討論的焦慮是屬於比較嚴重的程度，對於學業、人際以及家庭關

係已經產生明顯影響的焦慮。這和一般的焦慮在焦慮強度和焦慮所延續的時間都有所不同。

以廣泛焦慮症（general anxiety disorder）為例，這類青少年對於大小事情都十分擔心，而且比一般人還要擔心得久，也會有許多因焦慮而產生的身體症狀（例如拉肚子、嘔吐、心悸、頭痛等）。也可能是因為出現比較不尋常的行為和想法，而對於日常生活產生許多干擾，例如強迫症（obsessive compulsive disorder）的例子，青少年可能在和父母親爭吵之後，腦海中閃過希望父母親死掉或者是從此再也不要看到他們的想法，結果就一直不斷浮現出父母親車禍死亡的畫面，這些畫面讓他十分痛苦，進而造成他必須時時刻刻打電話找到母親；然而，這樣的畫面卻一直重複地出現、揮之不去。另外，也有可能是青少年遭遇一般人都無法承受的創傷和壓力，結果在壓力消退後，壓力當時所挑起的恐怖感受以及各種生理反應卻一直殘留下來，所以之後即使遇到不是這麼可怕的情境，也會挑起類似災難當時的影像和生理感受，例如重大創傷後壓力症候群（重大創傷後壓力疾患）（PTSD）。以下我們將分別針對這些主題加以探討。

貳、病因學

多年來，許多研究一直想要找出青少年焦慮症的原因，許多的理論也嘗試著想要解釋大部分青少年焦慮的形成原因，但是最後發現是多重原因的影響。即使想要從家族遺傳的角度來詮釋，

結果也發現其實焦慮症的遺傳率並不高，而且許多焦慮的代間傳遞是由於教養方式所造成的。因此，無論是心理動力、依附理論、學習理論、認知理論，都可以用來解釋焦慮傳遞的不同方式。至今，對於焦慮症的形成仍然是採取多重面向的病因學，也就是說，除了天生容易焦慮的體質之外（可能是部分來自於遺傳），還要加上許多學習的過程以及不同的環境經驗，最後才容易促成焦慮的表現。

　　生活壓力可以引起短暫的焦慮，但是焦慮症的形成則需要更多條件相互促成。至於焦慮症當中的重大創傷後壓力症候群，則是特別針對威脅性相當大的壓力，導致青少年個案忍不住地去回想各種災難相關的影像，以及挑起各種壓力相關的生理反應。其他焦慮症的個案則未必曾經有過這麼明顯的壓力，也有可能這些個案所遭遇的只是日常生活的一般壓力而已。

參、流行病學

　　在流行病學的研究中發現，許多有焦慮症狀的個案都沒有接受過治療。作者在參與學校健康營造計畫以及教訓輔三合一整合實驗方案中，使用貝克焦慮量表（BAI）在不同國高中進行調查，發現大約有 20% 到 25% 的國高中學生，焦慮程度已經達到了中至重度，也就是臨床上已經需要注意的程度。在國外的調查研究中則發現，大約有一至兩成的學齡青少年會呈現出社交退縮、焦慮、人際疏離、過度敏感、憂鬱等症狀（Berstein et al., 1991）。

Bowen 等人（1990）發現，青少年廣泛焦慮症的終生盛行率大約是 3.7%，而分離焦慮疾患則是 3.6%左右。根據這兩個部分的調查，可以發現青少年會有一段時間經歷到焦慮症的情況，而且許多在學校當中明顯焦慮的青少年事實上是沒有求助的。Klein（1994）的研究則是發現，焦慮症好發年齡平均大約是在十六歲，而較早生病的個案可以前推到十二歲左右，而比較常見的焦慮症是社交焦慮以及一般畏懼症。研究中還發現，大約有 50%的成年人焦慮症個案，從童年的時候就開始有類似的焦慮症狀。

肆、症狀表現

在下列表格當中，初次診斷多出現在兒童時期的疾病，第一次出現的時間應該是在青少年的階段。同樣是拒絕上學行為，在兒童時期就可能是分離焦慮疾患，到了青少年階段，如果該個案從未有過分離焦慮的診斷，則拒絕上學就不能診斷為分離焦慮。事實上，青少年階段拒絕上學的原因很有可能是人際關係的衝突、課業壓力所造成的焦慮症狀，或者是社交畏懼症的表現，而不像兒童階段會使用分離焦慮的觀點來做解釋。

青少年階段比較常見的還有畏懼症。畏懼症和恐慌症最大的差別在於，畏懼症是針對特殊的人、事、物或者是情境而產生焦慮，只要離開這個情境，焦慮症狀就可以很快解除；恐慌症則是沒有明顯的誘發因素，自己不知道什麼時候會發作，也無法因為離開某些不舒服的情境就讓恐慌不會發生。畏懼症在青少年階段

發生的機會最高，而事實上畏懼症也是成年人焦慮症最常看到的一種。畏懼症當中有一種較為特殊的類型稱為廣場畏懼症，字面上的定義是害怕到「市集、廣場」，現在則延伸涵蓋至青少年害怕去空曠的空間、接觸人潮，而且常常是離開家人之後就開始焦慮。在作者進行中學學生的篩選和調查經驗當中，比較少發現因焦慮、害羞而不敢上學的孩子，即使許多害怕社交及人際情境的孩子，家長和老師仍然會從小就協助這些孩子能夠順利上學。所以，實際上常發現這類青少年，即使對於人群十分害羞和畏懼，也大都能勉強讓自己留在學校或者教室當中，不過可能由於緊張而導致不太容易專心聽課。

DSM-IV 所描述的焦慮症以及焦慮相關的精神疾病

1. 初次診斷多出現在兒童時期的焦慮相關疾病
- 分離焦慮疾患
- 選擇性緘默
2. 主要是在成人的診斷，而這個診斷也包含了兒童和青少年
- 廣泛焦慮症疾患
- 社交畏懼症
- 特殊畏懼症
- 強迫症
- 重大創傷後壓力疾患
- 急性壓力疾患
- 恐慌症／合併或沒有合併廣場畏懼症

（下頁續）

（續上頁）

- 一般醫療狀況所導致的焦慮症狀
- 物質或藥物誘發的焦慮症狀
- 未特殊標明的焦慮症狀

3.非焦慮症的診斷，但是合併焦慮的症狀
- 慮病症
- 體化症
- 適應障礙合併焦慮情緒

　　下面表格當中所描述的恐慌發作和恐慌症，主要是描述當時劇烈且突然出現的緊張狀態。這種緊張狀態與畏懼症不同，其不一定需要特殊事件或人才能夠誘發，甚至有些個案是在晚上睡覺當中突然出現胸悶、頭暈、喘不過氣來，甚至會打斷睡眠，需要下床以後才逐漸變好。由於這些症狀十分類似心臟、呼吸系統以及腸胃症狀的綜合體，所以一開始即需要針對疾病加以篩選，如果找不出任何內科的病因並且還一再的恐慌發作，最後導致時時刻刻擔心這個疾病會發生，而且恐慌所引起的後遺症持續超過一個月以上，這樣才能被診斷為恐慌症。在臨床經驗中發現，有些孩子因為這樣不敢去上學，甚至會出現自我傷害的想法，在經過診斷和治療之後，這些拒絕上學的行為自然就消失了。

恐慌發作（panic attack）（注意這是一種症狀，而不是一個診斷，請參考恐慌症）
- 一段特定的期間，出現強烈的害怕和身體極度的不舒服
- 症狀是突然發生的，而且在十分鐘之內達到高峰
- 必須要符合下面四項或以上的症狀

*1.*心悸、覺得心臟怦怦跳、心跳速率上升

*2.*發汗

*3.*發抖（tremors）或全身寒顫（shaking）

*4.*覺得喘不過氣來

*5.*快要窒息（choking）

*6.*胸痛或胸悶

*7.*噁心和肚子不舒服

*8.*覺得頭暈、站不穩、頭重腳輕或快要昏倒

*9.*失去真實感（覺得周遭不太像真實或原來的感覺），失去自我感（覺得好像脫離自己的身體）

*10.*害怕會失控或瘋掉

*11.*麻木或者是搔癢的感覺

*12.*冷得發抖或臉紅

修改自 DSM-IV（美國精神醫學會，2000）

恐慌症不合併廣場畏懼症（panic disorder without agoraphobia）
下面的這兩項都需要符合
- 重複出現，無法預期的恐慌發作
- 在發作之後，至少大於一個月或以上的時間，出現下面三者之一或以上的情形

*1.*一直擔心還會再發作

（下頁續）

（續上頁）

*2.*一直擔心發作或之後的後果（例如失控、心臟病發作、發瘋） *3.*在發作的時候，有明顯行為的變化
這種發作不是因為服用非法藥物，或者是因為一般身體疾病狀況所造成的恐慌發作（例如甲狀腺機能亢進）

修改自 DSM-IV（美國精神醫學會，2000）

強迫症（obsessive-compulsive disorder）：分成強迫思考以及強迫行為
強迫思考（obsessions） *1.*重複的和持續的想法衝動和影像，在發作期間，這樣的想法不斷地侵入自己的思考而且覺得不恰當，因此造成明顯的焦慮和不愉快 *2.*這些想法衝動和影像，已經不是只有對於現實生活問題的擔心過頭而已 *3.*個案嘗試著想要忽略或壓抑這些想法、衝動和影像，或者用別的想法和行動讓自己比較不要去想這些 *4.*個案知道這些想法、衝動或影像，是來自於自己的想法（而不是像精神分裂症當中思考插入那樣子，是來自於別人的想法）
強迫行為（compulsions） *1.*一個人覺得因為強迫的思考，或者是必須要嚴格的遵守某些規則而造成的重複行為（例如洗手、東西安排成一定順序、重複檢查等等），或者重複的心智活動（例如祈禱、數數字、默念某些字等等） *2.*這些行為和心智活動主要是為了減輕自己的痛苦，或者避免某些害怕的事件或情境出現。而這些重複的行為和心智活動，不僅用來處理自己的不舒服，也已經到了明顯過頭的程度

（下頁續）

（續上頁）

在生病過程中的某些時段，個案會知道這些強迫思考和行為是過度的、不合理的（這個情況在兒童不適用），這些強迫症狀明顯造成個人嚴重困擾，浪費許多時間，明顯干擾一個人正常規則的生活，影響事業和學業功能，也影響了社會活動和人際關係

修改自 DSM-IV（美國精神醫學會，2000）

重大創傷後壓力疾患（post-traumatic stress disorder）：個案暴露在相當大的創傷壓力事件之下，而這個壓力事件呈現出
- 這個創傷讓個案目睹或體驗到，可能造成這個人差一點死亡，或造成嚴重的傷害，或對於自己和他人身體的完整性造成極大的威脅
- 這個人對於創傷的反應是強烈的害怕、無助感和只是極大的恐懼（在兒童可能驚嚇到出現錯亂或躁動不安的行為）
（以下每一大項的症狀必須要持續一個月以上）

1. 再體驗（re-experiencing）：個案會持續地以下列方式，一再的體驗和出現這個創傷事件。至少呈現出以下一項或一項以上的方式
- 一再的、侵入性的回憶起這個事件，包括影像、想法以及各種知覺（在比較小的兒童，可能出現重複的玩創傷相關的遊戲）
- 重複的、令人痛苦的夢到這個事件（在兒童，可能只有出現令人害怕的惡魔，卻找不出明顯的內容）
- 不管是行動或只是感覺，都表現得好像創傷事件已經重複再出現（包括了錯覺、幻覺、解離性的影像再現）（對於比較小的小孩，可能會重新扮演出某些創傷特定的行為）
- 如果有類似創傷事件當時情形的任何內在或外在線索，就會挑起強烈的身心不適感受

（下頁續）

（續上頁）

---

2. 逃避行為（avoidance）：規則的想要逃避創傷的相關刺激，或者對一般的反應感到麻木（創傷之前並不會有這樣的習慣），表現出以下的三項或三項以上

- 努力的想要逃避某些想法、感受，或者談論到跟創傷有關的事情
- 努力的想要逃避會挑起創傷回憶的活動、地點和接觸相關的人
- 沒有辦法回想起創傷的重要記憶
- 對於重要的活動明顯的失去興趣或不參與這些活動
- 覺得和別人相當的疏離甚至有陌生感
- 情感的範圍是受到限制（例如沒有辦法產生對別人有愛的感覺）
- 能夠感受到的未來相當短暫（例如不期待自己有任何未來的生涯、婚姻和小孩，也不認為能夠活到正常歲數）

---

3. 過度警覺：持續的出現生理過度緊張的情形（在創傷之前並沒有過這樣的情形），症狀大約兩項或兩項以上

- 沒有辦法入睡或持續睡著
- 易怒、容易突然發飆
- 沒有辦法專心
- 過度警覺
- 出現過度誇張的驚嚇反應

需要特別標示：急性——症狀持續小於三個月
　　　　　　　慢性——症狀持續大於三個月
　　　　　　　延遲發作——在壓力出現六個月後才出現創傷的症狀

修改自 DSM-IV（美國精神醫學會，2000）

	恐慌症／廣場畏懼症	畏懼症	強迫症	廣泛焦慮症	重大創傷後壓力疾患
終生盛行率	1.5-4%	10%	2-3%	3-8%	1-3%
男女比	1：1	1：2	1：1	1：2	1：2
好發年齡	二十幾歲	兒童晚期	青少年期	青少年成年早期	任何年齡（包括兒童期）
家族史	一等血親有20%廣場畏懼症	對於害怕打針及受傷的類型，容易出現在同一家族當中	一等血親當中，有35%有強迫症	一等血親當中，有25%有強迫症	和遺傳沒有相對的關係

整理自 Sadock, B. J. (2001). *Kaplan and Sadock's pocket handbook of clinical psychiatry.* Lippincott Williams & Wilkins, PA.

伍、病因學

如果針對焦慮症做整體的分析，大致上可以從以下幾個大方向來檢視，究竟什麼樣的人比較容易焦慮。

一、生物因素

焦慮的本質是一種自律神經系統過度強烈的反應。焦慮本身會造成腎上腺素以及正腎上腺素分泌的上升，這個部分會造成心跳、血壓、呼吸、腸胃蠕動反應的改變；如果再加上負責調節和放鬆的系統也出了問題，焦慮的強度就會一直上升而沒有辦法被

壓制下來。在焦慮個案身上，常可以發現身體的血清素以及 GABA 這兩個調節系統，在焦慮時分泌有明顯的下降情形。如果以病患表現的角度來看，可以發現這些容易焦慮的青少年和他們的父母親，可能比一般人更容易緊張，而且更不容易消退。

二、心理及社會因素

以下分別探討學習理論和精神分析的觀點。

(一)學習理論

當個案之前曾經遭遇過讓他覺得很有壓力的環境，需要保持相當警覺的狀態來對這個情境做回應，之後如果再遇到類似情境，就會挑起類似的焦慮症強度。雖然個案當時面臨的情境不需要這麼焦慮，但是由於之前重複學習的經驗，個案已經被制約成以如此的強度來反應，所以即使遇到較小的壓力，還是會有超乎一般人的反應。

在兒童學習如何面對壓力情境的過程中，需要注意的部分除了對於某些情境原有的生理反應之外，還需要相當注意父母親的表情。如果父母親對於某一特定情境過度緊張或者產生劇烈的反應，如重複的示範甚至阻止孩子碰觸類似刺激時，經由這種社會學習（social learning）的過程，孩子將學會父母親的焦慮反應。由於焦慮的學習會逐漸被類推到其他相似情境，因此就不難解釋畏懼症的形成。例如原先只是單純極度害怕蟑螂，但後來因為蟑螂幾乎都是出現在潮濕和黑暗的環境中，而且大都是出現在廚房，

最後容易引起焦慮和畏懼的範圍，也可能因此而擴大到廚房和浴室。

　　另外，青少年除了學習誘發類似焦慮的生理反應之外，同樣也可能學習到對於某一類情境應該要保持相當警覺的看法。在社交畏懼的個案當中，常常可以看到個案在家庭環境當中學習到自己許多行為都會受到注意、監控及比較，而且不好的行為是很丟臉的，是會在眾人面前被羞辱的。因此對於日常生活中會出現的一些嘗試錯誤練習，也都產生相當扭曲和挫折的想法，進而不敢在別人面前表達自己，即使連原來自己相當熟練的上台報告、彈鋼琴或其他特殊的技能，都開始表現出不如預期的反應，最後驗證了自己在別人面前的確無法好好表現的想法。

(二)精神分析（心理動力）

　　焦慮在佛洛伊德精神分析當中是最重要的焦點。我們以下整理幾個心理動力對於焦慮症的分析和比較。

焦慮症種類	常用的防衛機轉	解釋
畏懼症	取代、象徵化	藉由取代的方式，將注意力抽離原來害怕的情境 然後將原來的害怕藉由象徵化的方式，投射在象徵化型的人或物體上面
廣場畏懼症	投射、取代	將壓抑的性和暴力的衝動，投射在環境上，因此將這個環境當作是可怕、應該加以避免的情境

（下頁續）

（續上頁）

強迫症	抵消、隔離反向作用	由於個案嚴格的超我，讓個案產生的衝動覺得十分的有罪惡感，於是藉由重複的行為和想法，來處理產生的焦慮和罪惡感
焦慮症	退化	壓不住被超我禁止的種種衝動，包括性、攻擊和依賴的衝動，因而產生焦慮
恐慌症	退化	由於焦慮太過強烈，讓個案產生高度的恐慌狀態。在這個時候，由於心理防衛機轉無法壓抑這些焦慮，因此產生退化的狀態
重大創傷後壓力疾患	退化、壓抑、否認、抵消	創傷挑起了潛意識的衝突，藉由自我（ego）釋放焦慮，而且嘗試著想要掌握這些焦慮

整理自 Sadock, B. J. (2001). *Kaplan and Sadock's pocket handbook of clinical psychiatry.* Lippincott Williams & Wilkins, PA.

　　一般而言，精神分析觀點認為原始欲望的需求和表達，常常不能夠被道德我（超我）所接受，所以透過現實我〔也就是自我（ego）〕的協調和宣洩，可以減少兩者之間的衝突。當道德我太過強烈，現實我沒有辦法協調的時候，就會產生焦慮的症狀。這些焦慮症狀藉由各種方式處理，例如用別的人或行為加以取代，就會形成類似畏懼症的表現。如果做一些動作來抵消這些焦慮，就可能會形成強迫思考和症狀。如果焦慮的情況太過強烈而沒有

辦法控制，就只好產生類似恐慌症的症狀，沒有辦法繼續從事手邊的事情，必須暫時停下來，等到焦慮程度減低時，才能夠開始慢慢恢復處理事情的能力。

陸、各種焦慮症的辨識及處理原則

以下我們會根據幾個比較重要的焦慮症來加以描述。

一、畏懼症

(一)特色

1. 畏懼因為在青少年及兒童身上都可以看到，必須要達到過度、適應不良、持續的狀態。
2. 畏懼症：在遭遇特殊的刺激時，焦慮的強度會明顯上升；離開這個刺激時，焦慮就會明顯下降，而且這種特殊的壓力反應表現相當穩定，並不難診斷。
3. 害怕內容包括：血液、受傷、動物、高度等各種不同的情形。
4. 典型的表現就是，在遭遇到這個害怕的刺激物時，產生極度的焦慮，然後出現逃離現場的反應。

(二)辨識及處理原則

1. 需要個別的和個案做臨床會談，父母親常常不會發現。實

際情境的觀察也是相當有用的。

2. 個案呈現的常常是想要逃避、壞脾氣、黏住家人、不想上學，而不是直接說出自己害怕什麼。

3. 必須要評估個案引起焦慮的刺激、環境、畏懼症如何發展、對於害怕的物體採取如何的反應、預期的害怕及逃避的行為，以及附帶收穫。

㈢**治療**

1. 行為治療和認知行為治療效果最好。

2. 需要協助家屬去除附帶收穫（secondary gain）。

3. 系統減敏感法：真實情境（in vivo）的減敏感比想像的有效，因為有些個案沒有辦法學會如何想像自己以及放鬆的技術。

4. 示範（modeling）或觀察學習：觀察同年齡，而且說出和個案類似的害怕，以及因應的策略，協助個案模仿，對於正向的反應給與增強，運用漸進式行為塑造的步驟。焦慮減輕的時候，教導因應技巧效果較好。

5. 認知行為治療：找出青少年自我挫敗和扭曲的思考，直接修改導致焦慮的認知（將思考內容修改成為自己是有能力、知道如何應對情境）。運用社交技巧、自我肯定訓練、問題解決技術、放鬆練習、漸進式暴露等技術，學校當中情境直接使用認知行為治療效果更快。

6. 藥物治療：兒童及青少年比較少純粹使用藥物，使用SSRI

藥物可以減少其社交畏懼的情形，在 Imipramine 和 Alprozolam 使用的時候必須要注意副作用。

二、社交畏懼症

(一)特色

1. 屬於畏懼症的一種，讓個案感覺到害怕的是人際關係。
2. 主要的認知：害怕被別人評價、覺得將會被羞辱、認為別人把他們看得很糟。
3. 社交焦慮在青少年相當常見，比較嚴重而且持續的，才符合社交畏懼症的診斷。

(二)辨識及處理原則

1. 由於屬於比較嚴重的社交焦慮，治療師常常需要一段時間，甚至在青春期當中都會持續這些症狀，只是在治療的過程中變得比較容易控制。
2. 容易合併其他的焦慮症、憂鬱，甚至在持續焦慮的情況下，可能使用酒精或藥物來減輕自己的焦慮，所以必須要同時處理合併的精神疾病。
3. 需要和逃避型人格加以區分。逃避型的人格對於人際互動的畏懼，已經成為一種習慣的行為模式。
4. 社交畏懼可以合併分離焦慮，甚至出現拒絕上學的行為。

三、廣泛焦慮症

㈠特色

1. 和畏懼症有所不同，這個類型個案的焦慮並不是因為特殊的刺激，而是對於大小事都極度擔心，且保持長期過度警覺狀態。年齡較小的孩子可能被診斷成為過度焦慮疾患。
2. 在青少年或成人，常常出現的就是對於未來過度的擔心（預期焦慮）。

㈡辨識及處理原則

常常容易合併其他焦慮疾患、嚴重憂鬱症、注意力不足過動。

四、強迫症

㈠特色

1. 包括強迫思考和強迫行為（請見前面強迫症診斷準則）。
2. 許多青少年在產生焦慮時，都是私底下才去從事強迫的行為，因此造成被發現的機會減少很多。
3. 由於強迫症的相關行為會消耗許多時間，造成家長的不耐煩以及老師發現學生成績明顯低落等後遺症。
4. 常出現強迫症的主題請見下面表格，最常見的是清洗和檢查這兩種。

強迫症主題	強迫思考舉例	常見的強迫行為
清潔	擔心被污染	不停的洗手或洗澡
傷害自己或他人	擔心自己會傷害他人或自殺	重複做某些動作來減輕焦慮
攻擊	擔心自己會攻擊別人	重複地檢查自己是否已經做出攻擊別人的事情
性	擔心自己會和對方發生性關係	藉由重複地碰觸某些東西，來減少自己的焦慮
被禁止的想法	對於自己出現某些想法覺得十分焦慮、不應該	藉由重複的計算某些數字，來減輕焦慮
宗教	擔心自己會做出違背宗教規定的事情	藉由重複不斷的祈禱來減輕焦慮已經超過一般程度
對稱	忍不住會去檢查物體是否擺設對稱	藉由做事情要有一定的順序，將沒有對稱的物體排列整齊來減輕焦慮

修改自 March & Leonard（1996）

5. 診斷準則當中，特別強調這是一種侵入性的思考，而且大部分的個案都會覺得不應該這樣〔稱之為自厭性（ego-dystonic）〕，但是卻沒有辦法去控制。然而有些個案因為長期和這些症狀共處，逐漸認為這些症狀是可以接受的。當然也要小心強迫症狀有可能是其他比較嚴重的精神疾病的

前兆。

6. 可以合併社交畏懼、廣泛焦慮症,以及抽搐疾患。

7. 另外在臨床上,還有許多症狀也被認為是強迫症的光譜當中相關的疾病,包括拔毛癖、身體畸形疾患、強迫性的偷竊、摳皮膚和咬指甲。

(二)辨識及處理原則

需要區分強迫症以及強迫人格。這兩種表現雖然名稱類似,但是內容差別很大。

1. 強迫症是屬於一種焦慮症,主要的表現是重複的動作和思考為主,而且在做完這些動作之後可以比較減輕焦慮,個案常常覺得這些症狀是自厭性的,經過治療之後可以減輕部分焦慮的症狀,甚至可以痊癒。

2. 強迫人格是 C 群人格,我們前面曾經提到這一群人格特質,都是比較焦慮和害羞的,而且成為一種長期的處理事情和人際溝通的習慣。這種特質的人具備以下的特色(只有描述部分的特質):

    (1)要按照一定的時間表來進行,即使因此而犧牲了重要的活動。

    (2)為了工作常常犧牲娛樂和人際關係。

    (3)過度的具備道德和良心,到了沒有辦法通融的程度。

    (4)不敢丟棄一些過去的東西,擔心以後還會用到。

五、重大創傷後壓力疾患

(一)特色

1. 這個症狀在最近幾年來受到比較大的重視，主要是因為：
   (1)家庭暴力及性侵害的受害者，後遺症常常是類似這個疾病相關的表現。
   (2)之前國內發生了重大的創傷事件，包括了損失慘重的地震、火災和颱風等相關的災害，除了財物損失以外，倖存者常常有重大創傷後壓力疾患或部分的症狀。
2. 症狀的判斷：主要是在個案經歷了一個相當大的壓力之後，產生的三種主要核心症狀。
3. 這種壓力必須要大到個案目睹他人死亡，或者自己差一點被侵害或有死亡危險的程度。
4. 主要的三大症狀表現，前面已經提過了。主要包括：
   (1)一再重複地感受到壓力好像要重現。
   (2)持續的保持相當焦慮和警覺的狀態，而且對於一般的刺激顯得麻木而沒有反應。
   (3)特別想要逃避會想起創傷相關的人或事件。

(二)辨識及處理原則

1. 然而在診斷的判定上，必須要注意並不是重大的創傷都會引起重大創傷後壓力疾患這種程度的後遺症。這個診斷特

別要強調的是，除了造成創傷的壓力相當大，一般人都會造成心理上的傷害之外，主要的必須要具備上面所提到的三大核心症狀，而且症狀必須要持續一個月以上。

2. 為了了解這個症狀，除了常用的自填問卷之外，也常常還需要使用好幾次的面對面的診斷性會談。而且可能在會談當中，只要遇到類似的誘發壓力，都可能產生相關症狀的加重，治療師因此也可以看到什麼樣叫作「症狀的重現」（flashback）。

3. 在學校的情境當中，評估者可以根據不同老師的觀察、孩子在參加不同活動當中所呈現的多面向表現，以及自填的問卷來蒐集到比較完整的資料。

4. 預後：大約有一半的個案可以在三個月內症狀明顯改善，還有一些個案會維持超過一年。事實上心理治療的目的，並不是純粹為了完全去除所有的症狀，因為當個案符合PTSD 的診斷時，症狀是相當嚴重的。只要能夠讓個案治療到部分的緩解，就可以大大減輕個案的痛苦程度。

5. 常常容易合併其他焦慮症、嚴重憂鬱症、體化症、物質相關的疾病。

6. 在青少年當中，女性比較常使用藥物或自我傷害來控制PTSD 所造成的痛苦。而在男性則可能因為藥物濫用和依賴，造成許多衝動的後遺症，而讓自己面臨重大的創傷相關情境。

㈢青少年 PTSD 的鑑別診斷

1. 家人及老師須觀察是否有明顯的行為改變，開始需要多重來源的詢問症狀及相關事件。

2. 最新的評估須包括發展、認知、性別、文化多重向度。

3. 可以參考投射測驗。

4. 若有需要，可以加上情緒障礙及其他焦慮症的診斷。

㈣青少年 PTSD 的治療

1. 只有認知行為治療（CBT）提供了較為詳細的研究及報告。

2. 焦點放在創傷的症狀，加強其因應的能力，以及對於將來可能出現的哀傷反應，或創傷增加調適能力，並且治療合併的其他精神疾病。

3. 治療的策略：

⑴在安全的情境下，開始探索創傷的經驗和事件，以及造成的情緒衝擊。治療師必須保持小心以及敏感個案的感受，加上放鬆、減敏感的技巧協助個案；以及運用壓力管理的技術，包括肌肉放鬆、正向的影像、深呼吸、思考中斷，協助個案掌握探索創傷事件所引起的生理反應。

⑵幫個案找出可能挑起焦慮的各種環境線索，協助個案能控制這些誘因及可能的後遺症，協助個案學會如何面對危機的技能，以及處理無助感受。修正對於事件的過度自責，以及不合理的信念。減敏感的過程，必須要邀請

父母親及重要他人加入：大的災難，也可能是以社區為單位來設計協助的計畫。

(3)使用藥物 SSRI 來處理過度的焦慮及憂鬱的症狀，使用時機為症狀相當嚴重、功能嚴重受損，並且合併情緒障礙及焦慮症狀。即使經由積極的接受心理治療，仍沒有辦法減輕症狀。乙型阻斷劑也是常用的藥物。

(4)主動提供精神醫療及進入社區，相關的機構及學校快速的因應十分重要。可以以受害者的團體治療（group psychotherapy）方式進行，對於暴露於同一個事件非常有用。這一種治療方式對於各種扭曲的想法，以及創傷造成的害怕和症狀可以明顯減輕。但也要注意因為參加成員都是受害者，焦慮症狀也會相互感染。

(5)父母親以及同儕的支持團體，可以減少創傷事件造成症狀的家庭中感染，也可以採取不同的角度來看待創傷的事件。在進行當中，父母親如果有 PTSD，也可以被發現並及早接受協助。這種介入方式也可以教導父母親減少挑起個案創傷的行為。若父母親本身逃避去面對以及處理相關的事件，也會影響家中的其他人漠視這些創傷。

六、急性壓力疾患

㈠特色

1. 是重大創傷後壓力疾患的縮小版。發生症狀的時間少於一

個月。

2.症狀的項目和重大創傷後壓力疾患相同，而且出現解離的
症狀，必須在五項當中符合三項。

(二)辨識及處理原則

1.由於和重大創傷後壓力疾患的診斷項目幾乎完全相同，不
應該同時做這兩種診斷。

2.遭遇到重大的創傷之後，可能一部分的個案在早期發現時，
呈現出急性壓力疾患，而且呈現許多解離相關的症狀。而
一部分的人逐漸發展成重大創傷後壓力疾患。

七、適應障礙合併焦慮疾患

(一)特色

1.在明顯的壓力之後，產生了這種壓力的反應，包括了憂鬱、
焦慮或任何憂鬱、情緒障礙合併行為問題。

2.當壓力結束超過六個月的時候，焦慮的症狀和這個壓力就
沒有直接的相關性。這個意思是說，可能壓力造成的慢性
後遺症，讓這個人已經從純粹的適應障礙，逐漸演變成某
些成形的焦慮症和其他的診斷。這個概念不難理解，例如
本來有一個人因為緊張常常會胃酸過多，剛開始腸胃的症
狀可以當作是因為壓力而造成的。但是一旦壓力的時間過
長，或者壓力結束相當長一段時間之後，胃酸及胃潰瘍的

症狀仍然持續，壓力本身就成為加重原來胃病的因素而已，因為腸胃本身已經形成了比較慢性的病變。

(二)辨識及處理原則

1. 前面曾經提到診斷位階的問題，由於適應障礙是屬於需要先排除一般身體狀況、藥物濫用、重度精神疾病、精神官能症等等的問題之後，才可以下的診斷，所以必須要先評估是否有符合位階比較高的診斷，才能考慮適應障礙。

2. 舉例說明：個案因為某一次上課被老師責罵，呈現出極度的焦慮，後續只要遇到這個老師的課都會十分緊張。而且對於不同科目的老師也愈來愈害怕，但是只要離開老師的視線或者教室，這種焦慮就可以明顯的下降。而這個個案因為害怕看到老師，愈來愈不敢上學，但是回到家中之後，就顯得輕鬆很多。這樣我們應該考慮將個案當作是特殊的畏懼症，而不要先直接考慮適應障礙合併焦慮。而且不應該在診斷成為特殊的畏懼症之後，再重複的加上適應障礙這種診斷。

3. 簡單的區分，如果焦慮的症狀在六個月以內，而且明顯的是經由某些壓力所造成的，就可以當作是適應障礙。如果焦慮的症狀大於六個月，而且不是什麼特殊壓力所造成的，就可以考慮依照不同的強度和表現的特徵，放入不同的焦慮症，或未特別標明的焦慮症。

八、適應障礙合併憂鬱

㈠特色

請和情緒障礙一起參考。

㈡辨識及處理原則

仍然根據適應障礙的原則，就是憂鬱的症狀是來自於明顯的壓力，而且排除位階比較高的各種診斷之後，才可以考慮適應障礙合併憂鬱。

九、哀傷反應

㈠特色

哀傷反應是一個 V code 的診斷（請參考學校如何使用 DSM-IV 的章節）。

㈡辨識及處理原則

1. 特別要描述的和一般哀傷反應有所不同，包括：
   ⑴症狀嚴重影響到日常的人際關係和生活的功能。
   ⑵對於應該要盡的責任和表現，造成了極大的妨礙。
2. 要考慮其他的因素來判定是否已經達到了病態的標準。
   ⑴家庭的文化容許哀傷的程度：這個個案的哀傷程度已經

　　　　遠遠超過家人所可以容許的，而且大部分同樣文化、相
　　　　同家族的人都已經恢復。
　　⑵個案和死者的關係，是呈現出過度認同、十分排斥，或
　　　　者是矛盾的關係，會影響哀傷反應和時間的長度。
　3.再度提醒，雖然因為死亡而產生哀傷反應是一個特殊的類
　　　別，如果症狀的嚴重度和時間已經符合了位階比較高的精
　　　神科診斷，則考慮放入焦慮症、憂鬱症以及其他相關的診
　　　斷。

柒、結語

　　青少年的焦慮症狀相當多元化，我們可以看到上面有這麼多
種診斷。雖然診斷的種類相當複雜，但是治療的方向大致相同，
都是一開始協助青少年減輕焦慮的症狀，然後協助他們找到造成
焦慮的種種原因，以及練習適當且有效減壓的壓力因應模式。憂
鬱青少年階段常常是許多焦慮症開始成形的時期，大部分的青少
年都還沒有形成慢性的焦慮症，在這個階段給與適當的協助和介
入是十分重要的，不僅會影響恢復的速度，還會影響將來是否會
延續到成年人的階段。

4 身體型疾患及其他疾病

內向型問題除了前面所提到的情緒障礙以及焦慮症之外，還包括了身體型疾患（體化症、轉化症、慮病症、身體畸形疾患）、解離症等相關疾病。在這個章節當中，我們將會對於這兩大類的疾病做整體性的探討。就如同前面所提到的，只要能夠適當的將個案區分到正確的大分類當中，治療的策略就不至於偏差太多。如果想要對於個別診斷掌握得更精確時，則需要累積適當的個案接觸經驗，而且對於不同診斷類型的個案，都至少需要一些實際的接案經驗，其中需要包括完整處理、詳細探討以及接受適當督導，才能夠更加熟悉這個診斷準則的含義。

壹、身體型疾患（somatoform disorder）

對這種診斷要相當小心，兒童可能會因為不想上學而出現極

度的身體不舒服，也成為可以不用面對課業壓力及作業的理由，但是青少年仍然採取這樣的方式來面對壓力的比較少。許多老師和輔導人員，在經過輔導青少年一段時間，而且協助青少年就醫之後，如果仍然沒有辦法有明顯的改善，就會標示成可能是裝病。在醫療體系當中，即使暫時沒有找到生理方面的因素可以導致個案這些不舒服的症狀，仍然不可以在沒有明顯的心理因素下，即判定個案問題是屬於心因性的，認為個案假裝身體有病，這樣不僅會延誤治療的時機，也讓本來適應不良的學生被貼上一層標籤，因而會受到同學、老師的排擠，甚至是家長長期協助照顧之下累積情緒的宣泄對象。以下我們來看看一些例子。

一、案例

十七歲的專科男生，因為覺得五官彼此不對稱，以及在乎別人注意他的青春痘，因而愈來愈不想去上學，而且整天都對著鏡子檢查自己的青春痘是否增加，自己覺得十分困擾。由於常常詢問關於自己的青春痘是否有愈來愈嚴重的趨勢，因此也造成了室友的壓力，讓自己也覺得十分不好意思。再加上這個學期有兩科被當掉，於是藉由老師及同學的鼓勵來尋求診斷和治療。

個案在過去病史中，並沒有藥物濫用、頭部外傷、手術、自我傷害和暴力的行為。長期的發展過程當中，也沒有明顯發展遲緩或者障礙的問題。在這一次憂鬱的症狀發生之前，個案原先的個性還滿喜歡和同學一起參加活動，雖然比較沈默和內向，但是跟著一群比較熟的朋友一起出去活動，都還可以玩得相當愉快。

個案也有一兩個知心的朋友可以討論自己的煩惱，人際關係雖然不是十分主動，也不會對於異性的眼光太過在意。

最近主要的壓力來源，除了期末的課業以及考試的成績之外，和家人的相處並沒有太多問題。由於他住在學校，每兩個禮拜至少都會回家一次，哥哥也有青春痘的問題，但是並沒有像他那麼擔心。母親長期以來身體狀況不是很好，雖然並沒有檢查出什麼嚴重的毛病，但是讓個案印象相當深刻的，就是小時候常常陪著媽媽到醫院去看病，所以對於各種身體不舒服的症狀相當熟悉。由於和媽媽去看不同的科別，個案就會常常擔心自己是否會得到和媽媽一樣的疾病。媽媽的症狀已經持續相當久的時間，時好時壞的，最近並沒有特別加重的壓力和身體的變化。

個案描述自己曾經因為青春痘的問題去看過醫生，也做過短暫的治療，但由於自己沒有足夠的耐心，所以常常半途而廢。最近，由於太在乎自己的青春痘，常常用手去擠壓，反而造成青春痘的情況更加嚴重。因此，他開始擔心走在路上會受到他人注目的難堪場面，也認為臉上的青春痘在看醫生時會受到指責和嘲笑，如此影響之下，個案晚上都沒有辦法睡著，而且不願意離開宿舍，焦慮地躲在房間裡面。

二、身體型疾患的分類和表現

從上述這個學生的案例中可以發現，其在意的是身體的某一個部位不正常，而且受到許多人的注意，加上自己過度關心這部分不舒服的症狀，反而導致症狀感覺更加明顯。經由詢問許多人

之後，雖然別人給的答案大都是不會太過嚴重，但是個案仍然不相信，而且沒有接受適當的治療。在身體型疾患的病患當中，大多數的焦慮和憂鬱是源自於一個或多個身體症狀，或者是擔心外表器官的畸形，以及擔心自己得了哪些嚴重的疾病。個案擔心即使經由適當的檢查，可能還是沒有辦法發現病症，或者是檢查的醫師不敢告訴他實情。以下將根據不同種類的身體型疾患，解說不同的診斷準則。

一般而言，身體型疾患所描述的是呈現出身體不舒服的一群症狀，或者擔心自己生病，但是這些身體不舒服或擔心的疾病，卻沒有辦法透過一般的醫療檢查得到證實。當然，這些個案並不是在假裝自己得到這些疾病，而是他們真的相信自己身體的不舒服應該有生理的原因，而且很努力的希望讓家人及醫師相信。

精神科醫師、老師以及臨床的工作人員不應該過早下這個診斷。尤其是如果已經診斷出身體有特殊的疾病（如胃潰瘍、類風濕性關節炎等疾病），雖然出現的身體不舒服超過這個疾病的表現，而且負責照顧這些疾病的專科醫師也認為，病患這時候的狀態不應該表現得這麼痛苦，那麼我們應該考慮下「心理因素影響醫療的病況」的診斷，而不是將病患當作是身體型疾患。

在醫學中心照會的經驗當中，我們發現許多內外科的醫師，習慣將找不出原因的生理疾病，簡稱為體化症，關於這個部分的確值得再商議和修正。如果我們看到上述體化症的診斷準則，就可以發現體化症是一個非常難以達到診斷的疾病。因為它所具備的症狀相當多，而且每一症狀都必須要符合一定的數量。許多生

理的疾病現在可能還沒有找到原因，或者在疾病的早期，暫時沒有辦法用一般的檢驗就檢查出來，實在應該有比較保留的診斷，不應該馬上判定為心理因素或者是體化症，這也是心理衛生工作人員所需要引以為鑑的。

即使青少年在某個階段被診斷成體化症，也不應該將他後續身體的不舒服都當作是心理因素。在身體型疾患當中相當有名的轉化症，由於症狀相當特殊，甚至有時候類似大腦血管疾病，不應該因為這種症狀曾經被診斷成轉化症，就疏忽了身體情況的惡化。事實上，Slater（1965）長期追蹤轉化症，發現大約有三分之一真的演變成神經系統或器官的病變，有三分之一恢復正常，另外有六分之一則發展成後續的精神疾病。

三、體化症

過去曾經被稱為「Briquet's 症候群」。雖然病患呈現出下面所描述的那麼多症狀，但是這些症狀在醫療檢查中都沒有明顯的發現。這些病患剛開始的時候可能只有幾項身體的不舒服，同樣一項症狀可能看過許多不同的醫師。在剛開始因症狀而求助的時候，醫師可能安排相當多的檢查，並且嘗試說服病人檢查的必要性。但是在持續的檢查及求助當中都沒有明顯的病理發現，而病患又服用許多治療藥物，所以呈現出一種十分矛盾的狀態。如果檢查是沒有發現的，為什麼要持續服用這些藥物？如果這些藥物是必須的，為什麼檢查都一直沒有正確的結果呢？這些想法會一直困惑求助的個案。雖然體化症大部分是在大人才確定診斷的，

但是許多症狀可以從兒童和青少年階段就開始。

這些個案長期處於檢查和治療中，但是許多症狀卻一直沒有得到改善。家長和老師對於個案也從剛開始的相當關心逐漸變得不耐煩，個案甚至會常常受到同學的排斥，認為個案是藉著裝病想要減輕學業和考試的負擔。由於兒童和青少年體化症的症狀發展不夠完整，常常出現的身體不舒服症狀也沒有那麼多樣化，或許只能被放入沒有分化（un-differential）的身體型疾患，甚至是焦慮和憂鬱的診斷當中。而現在的ICD系統，也接受這些有明顯的身體抱怨，找不到生理的原因，但是症狀的項目卻還沒有達到體化症的這項診斷。

體化症：

A：在三十歲以前，其中一項持續了好幾年的時間，並且出現了許多身體不舒服的抱怨，因而尋求許多治療，或者造成相當程度的社交、職業以及其他重要功能的障礙

B：必須要符合以下的診斷準則，也就是症狀在整個病程當中的每個時間都存在

---

1. 四個疼痛的症狀：疼痛至少在四個地方或以上影響功能（頭部、腹部、背部、關節、四肢、胸部、直腸、月經期間、性行為期間、小便的時候）

2. 兩個腸胃道的症狀：非疼痛的症狀，出現至少兩個腸胃的症狀（噁心、脹氣、非懷孕階段的嘔吐、拉肚子、無法耐受好幾種食物）

3. 一個性的症狀：至少有一個或以上性或生殖的症狀（非疼痛症狀）（不在意性關係、勃起和射精的障礙、月經不規則、月經前出血過

（下頁續）

（續上頁）

> 量、懷孕過程中都出現嘔吐）
> 4.一個假性的神經症狀：至少有一個以上的症狀或神經功能的缺損，而且不是只有局限在疼痛的症狀（轉化症狀、癱瘓和局部的無力、沒有辦法吞嚥東西和喉部有異物感、沒有辦法發出聲音、尿液滯留、幻覺、失去觸感和痛感、複視、看不見、聽不到、抽搐、解離症狀、失去意識）

修改自 DSM-IV（美國精神醫學會，2000）

四、轉化症

這是一種比較急性的身體變化，在明顯的壓力後，突然間失去運動和感覺的功能，但是卻找不出可以解釋的生理原因。Siegel 等人（1986）在兒童樣本中發現，大約有九成的個案可以找到明顯的心理社會壓力，大約有六成的個案家庭裡有轉化症症狀的親人可以作為模範，也大約有六成的個案處於家庭失功能的狀態，並且有四成的個案從轉化症狀中明顯得到了附帶收穫（secondary gain）。轉化的症狀包括：運動及感覺功能的障礙、意識的障礙。

運動功能的障礙：例如突然癱瘓、突然不能走路、突然說不出話（或沒有辦法吞東西）、突然手不能舉起來。

感覺功能的障礙：例如突然聽不到聲音、看不到東西、突然麻木，或感覺異常的地方不符合神經學的分布（例如在兩手和兩腳的地方同時出現麻痺）。

意識障礙：突然像羊癲瘋一樣的發作（假性的發作）、突然

失去意識。

這些症狀需要在明顯的壓力之後出現，而且不是刻意裝出來的，並且可以透過適當的催眠和暗示之下，戲劇性地獲得改善。在臨床經驗中，雖然大部分症狀的發作會隨著特定壓力的出現而急速惡化，但是在處理家庭和人際壓力之後，個案除了原來的症狀消失之外，也常常出現比較輕微的功能喪失（例如比較有感覺，還可以聽到部分的聲音⋯⋯而不是完全沒有感覺或完全聽不到）。

在傳統轉化症診斷當中，House（1999）認為像「附帶收穫」以及「漂亮的不關心」（la belle indifference）這些古典而有名的症狀，是不能作為判斷個案是否有轉化症的主要依據。也就是說，我們仍然需要評估個案是否符合 DSM-IV 要求的項目，包括明顯的壓力之後發作、出現急性的感覺和運動的症狀、找不出符合的生理原因。至於是否有出現附帶收穫或者是漂亮的不關心，則不是決定性的項目。事實上，Siegel 等人（1986）發現在青少年的個案身上，大約只有四成左右的個案有附帶收穫，而只有約三成的個案有漂亮的不關心症狀而已。

轉化症患者在住院的病人當中大約占一成，而在所有精神疾病當中大約是占 5% 至 15%。轉化症比較常出現在成年人的早期，而且女性罹患的機率是男性的兩倍。在這類個案的家庭成員當中，常常母親也有類似的症狀。由於母親和父親的相處出現障礙，可能因為母親教育水準較低，或者比較沒有辦法表達自己的需求，而藉由身體的症狀表現來表達自己的壓抑和憤怒。

從生理角度來看，這些個案在遭遇到環境的刺激時，劇烈的

挑起中樞神經壓抑的系統，也就是在遇到刺激之後，一般人可能
會產生焦慮和憂鬱症狀，但是個案卻傾向於關閉感覺和神經系統，
甚至是直接的失去意識，如此便可以保護自己不用再面對外界劇
烈且有害的刺激。

　　從心理動力的角度來看，個案內在的欲望和情緒，因為受到
嚴格的超我限制而不能直接表達，再加上自己所認同的家庭成員
中也曾有過這樣的表現，或者曾因某些生理疾病而表現出類似的
症狀。剛開始出現急性的感覺和運動障礙時，可以不用面對現實
的痛苦和壓力，我們將這個階段稱為「主要收穫」（primary
gain）。以作者的臨床經驗為例，有一位年輕女性，本來是家中
的掌上明珠，與一位男性長期交往之後，男友突然告訴他因為愛
上別人所以要和她分開。在男朋友收拾行李回家之後，個案非常
想念男友，於是忍不住跑去男友家找他，最後卻突然在男友家門
口兩腳癱瘓，沒有辦法走進對方的家中。個案突然間的癱瘓，可
以避免她以大小姐的身分主動來找男朋友所引起的羞愧感受，這
種可以直接避免羞愧的收穫，就叫作主要收穫。而如果男朋友因
為個案癱瘓而願意回來照顧她，甚至因為這個癱瘓的症狀而得到
更多親友的關心，那麼這種收穫就叫作附帶收穫（secondary
gain）。

　　對這個疾病做診斷時可以同時合併嚴重憂鬱症、情緒低落疾
患、對立反抗疾患，並且後續在青少年人格定型後，也可以合併
戲劇化人格、反社會人格、依賴人格等 B 和 C 群的人格。另外，
值得特別提醒的是還需要注意持續的追蹤，小心之後真正發展出

生理的疾病，例如多發性硬化症好發在年輕的女性，而且剛開始
會出現半邊的癱瘓或者是複視等神經症狀。

　　在長期追蹤個案之下，可以發現一些比較良好的預後因子，
包括症狀是突然發生的、症狀可以找出明顯的誘發壓力、疾病發
生當時很快地接受治療、個案具備一般或以上的智商，而且症狀
是以癱瘓、沒有辦法發出聲音、看不見東西為主（如果是發抖或
發作的方式則預後較不好）。

五、疼痛疾患

　　首先，我們要區分的是，個案是否有合併生理疾病導致如此
的疼痛。如果有生理的疾病和現在的疼痛相關，則要視作是一般
醫療狀況所伴隨的疼痛疾患。因為這樣的疾病即使沒有心理的因
素，都可能產生相當程度的疼痛，心理上的痛苦可能是因為疼痛
所導致的。如果生理的疾病獲得治療，則疼痛的狀態應該就可以
獲得明顯的改善。然而本段所敘述的疼痛疾患是指，有明顯的心
理因素，並且經過檢查之後並沒有相關生理原因可以解釋這樣的
疼痛。青少年的疼痛常常需要一段時間的生理評估，甚至需要好
幾科的醫師共同評估之後，才可以下這樣的診斷。

　　這些個案的家人當中，可能也出現疼痛、憂鬱，或者是酒精
濫用的問題。個案在成長的過程當中，也有可能因為疼痛而受到
特殊的待遇，進而使得這樣的表現行為獲得增強，或者疼痛本身
可以減輕學校和人際的壓力，當出現劇烈疼痛表現時，家人也不
敢給與壓力或要求其做某些行為的改變。由於給與抗憂鬱劑能夠

改善部分的症狀，所以這些疾病可能的確有腦部化學物質的異常，尤其可能是在管理情緒的邊緣系統出現病變。

　　從心理動力的觀點來看，所有身體型疾患都是不敢直接面對內心痛苦，而將其投射、象徵化成身體的症狀，因此就不用直接去面對內心的衝突。這樣的防衛機轉雖然可以暫時解除焦慮，事實上只是將問題延後處理，等到疼痛的症狀沒有辦法再作為逃避的方法時，防衛機轉就可能會崩潰。

六、慮病症

　　慮病症主要的表現是在於，擔心自己得到嚴重的疾病，或者整天沈浸在自己有病的想法當中。這個疾病比較好發在成年人，不過就如同其他疾病在青少年的表現一樣，可能沒有像成年時候的症狀項目那樣完整，但可以發現這些青少年過度擔心自己的身體症狀。就像前面的案例一樣，這些青少年可能小時候常常陪著母親去看病，而且被母親一直專注在身體不舒服的習慣所影響，所以自己也常聽到許多似懂非懂的疾病。如果再加上這個個案從小就體弱多病，或者曾經得過比較急性或嚴重的疾病，讓自己和家人更不敢掉以輕心，再加上後天長期陪伴家人看病及吸收疾病症狀的經驗，就逐漸成為身體型疾患的前驅狀態。

　　慮病症最常影響的器官是腸胃和心血管系統，他們常常認為自己要不然就是缺乏營養，要不然就是有一些疾病還沒有檢查出來。即使告訴病患檢查結果是正常的，他們也往往不相信，或者是心情只有好了一下子，過了不久症狀就又跑回來了。有一些個

案擔心自己生病的情形已經到了慮病妄想的程度，那麼就是屬於妄想症，已經不是屬於身體型疾患了，後續的治療方式以及恢復的情形，也會比身體型疾患還要差很多。

這群個案對於身體的敏感性特別高，就如同長期工作的人如果放假在家沒事的時候，常常會感受到原來沒有注意的身體症狀一樣，這些個案除了整天在檢查這些身體的不舒服和症狀之外，還容易受到許多比較嚴重疾病的聯想和暗示。

心理動力的觀點認為，這些個案是藉由疾病和身體的症狀，象徵性的投射出內心的衝突（這個衝突常常是對於某個人的憤怒），但是由於嚴格的超我，讓這些憤怒無法直接表達，而象徵性的將這些憤怒投射在自己身上，由於相當憤怒，對於症狀的解釋是更加劇烈，而且充滿「就是要讓自己得到嚴重的疾病」這種懲罰意味的殘忍態度，個案會認為生病的器官有其象徵性的意義。事實上，就如同前面所介紹疼痛疾患的表現一樣，疼痛本身有對自己懲罰的味道，雖然一部分是源自於憤怒，但另一方面卻又詛咒自己得到嚴重的疾病，也是相當嚴重的處罰。

在長期追蹤慮病症之後，發現比較好的預後因子包括：生病之前的人格沒有太大的病理、事前並沒有過嚴重的生理疾病。

七、身體畸形疾患（body dysmorphic disorder）

身體畸形疾患的個案整天專注在自己身體的外觀上，擔心別人會討厭他們的樣子，或者看到他們習慣的畸形或不對稱，因而明顯地造成了個人的困擾和功能的障礙。而這種擔心的程度還沒

有達到妄想的強度。其擔心的內容包括：青春痘太多、掉頭髮、胸部或性器官太小、黑斑，以及身材的高矮等等。即使個案在這些擔心的項目上有少許的畸形，但是其擔心已經遠遠超過合理的程度。我們可以從具有類似問題的同學來加以比較，就能夠知道個案是否已經超乎合理的程度。

　　這個疾病比較常出現在青少年晚期和成年人早期，男生和女生罹患的機率是差不多的。到現在為止，對於慮病症的生理或心理病因仍然沒有清楚的解答。然而，從心理動力的觀點來看，個案所採取的防衛機轉包括潛抑、對於身體形象的扭曲、藉由身體的某一個部分來象徵心理的扭曲狀態，並且將這種扭曲自己的想法投射在周遭的人身上，認為他們也是用同樣的眼光來看待自己，更加重自己的自卑感，並且不敢跟其他人接觸。

　　在作者的臨床經驗當中，即使個案已經接受了整型手術，卻仍然會十分在意別人對他們手術結果的看法。即使周遭的朋友對於整型的結果有不錯的評價，個案隔了一段時間之後，仍然會覺得沒有手術的部分不夠好看，或者沒有辦法搭配已經手術的器官和部位，而需要進行後續的手術才能夠更加安心。如果手術的結果一直不滿意，甚至造成其他的後遺症，或者持續的受到外科醫師的拒絕，因而沒有辦法調整自信心和扭曲的想法時，可能會產生次發性的憂鬱症狀。

八、人為疾患（factitious disorder）（日文翻譯成虛偽性障害）（其中一種類型稱為 Munchausen 症候群，是一個相當有名的症候群）

這是指病患刻意表現出某些生理疾病或精神疾病的症狀，主要目的是想要變成生病者的角色。表面上看起來好像沒有特殊的原因，例如他為什麼要擔任生病的角色，也沒有明顯的好處，然而最常見的例子就像是生病可以得到保險的給付。和身體型疾患不同的地方在於，身體型疾患的個案常常相信自己的症狀是真的有毛病，而且想要去找出生病的原因。但是人為疾患的這些個案，常常是刻意的表現出這些症狀。在未特殊標明的人為疾患，例如代理人的人為疾患，可能是個案的母親想要擔任起照顧者的角色，而刻意的常讓自己的孩子生病，並且不斷接受診斷和治療。這個代理人並不是為了要得到保險的給付或其他好處，他只是希望能夠過著陪伴生病者角色的這種生活。而這些行為都是刻意的，也是自願的。

人為疾患可以分成幾類：

(一)主要以身體的症狀為主

個案可能刻意的讓自己噁心、嘔吐、疼痛、發作。在作者的臨床經驗中，有看到病患在要量體溫之前，將體溫計浸在熱水中，讓自己像發燒一樣。事實上，假裝發燒是最常見的。這種主要以身體症狀為表現的人為疾患，稱之為「Munchausen 症候群」。

　　這個症候群的表現常常是急性的發作，刻意對自己身體造成傷害，或讓自己得到某些疾病（例如用針插入自己胸部或將某些血液吞到自己胃中），然後抱怨自己的胸口和腹部相當不舒服。這些個案可能經歷過多次的住院甚至是開刀。如果已經持續且習慣性的說謊，常常會沒有人願意給與適當的關心和支持，醫療院所也不願意接受這樣的病患。

　　這類病患如果有嚴重人格疾患的合併診斷，可能產生更加劇烈的自虐、尋求關心的行為，甚至常常會有止痛藥物的濫用，是臨床上一種非常難處理的病患。除了協助他們治療可能的焦慮和憂鬱症狀之外，必須要限定醫療資源的使用。如果完全拒絕給與醫療資源，可能反而會造成他們跑到別的醫院重新開始這樣的行為。

(二)主要以心理的症狀為主

　　個案可以表現出妄想、幻覺、憂鬱症狀或怪異的行為。為了要讓醫師相信自己得了精神疾病，會編出符合精神疾病的壓力以及家庭背景。在作者的經驗當中，一位合併邊緣人格的人為疾患個案，因為想要住院接受治療和打針，告訴醫師由於他長期受到家庭暴力的影響，雖然家境富裕但是卻不幸福。個案敘述由於父母親長期失和，所以自己成為父親的洩憤對象，到現在悲劇重演，自己逃家數天已經呈現出憂鬱症狀，而且讓醫師看到他手上有許多瘀青和自我傷害的傷口，個案並將父親描述成孔武有力、極度殘忍的暴力家長。最後，醫師安排家屬會談，才發現父親是一位

老弱年邁的傷殘人士，不僅家境清寒，而且母親早已過世。像這位病患過度誇大的描述自己的症狀和身世，而且和現實狀況的落差已經到了相當離譜的程度，可以稱為病態性的說謊（pseudologia fantastica）。有這種特質的人，也可能要考慮是否合併藥物濫用，因而更加重了需要擔任疾病角色的迫切性。

一旦確定是人為疾患的時候，需要更加清楚地標明，是否具備了以下特色： *1.* 合併身體和心理的症狀；或者是標示成 *2.* 未特殊標明的人為疾患。這個部分的詳細診斷準則，可以參考 DSM-IV 診斷手冊上面所描述的各項症狀。

人為疾患在所有住院病人當中大約占一成。其中若是長期照顧病患的人，更容易熟悉真正生病時應有的症狀表現，這也讓醫護人員更加難以判斷。

形成人為疾患的主要心理動力有兩種說法。一是因為長期受到家人的虐待和忽略，必須要讓自己擔任生病的角色，才能夠得到醫師這種權威角色持續的關心。另外一種說法則是，這種病患由於長期照顧自己生病的長輩，結果這些長輩過世後，自己覺得十分愧疚，當初沒有好好的去照顧這些長輩，於是要讓自己懷念長輩的方式就是和長輩得到一樣的病，而且由於強烈的罪惡感，所以自己這個病並不是很容易就能治療好，必須要承受相當多的檢查甚至是手術，藉由痛苦來彌補自己的罪惡感，所以其所使用的心理防衛機轉包括潛抑、仿同攻擊者、退化、象徵化的反應。

這是一個相當難以診斷的疾病，由於病患長期接觸醫療院所，對於生理疾病的細節和表現方式相當熟悉。而且病患常常是在被

他人發現自己這樣的傾向之後，馬上就轉換不同的醫療院所，除非醫療院所之間有保持警覺和聯繫，否則實在不容易診斷出這樣的個案。對於常常照會不同科醫師的病患，或者一直要求住院深入照顧和檢查的病患，一方面要小心藥物濫用的危險性，另外一方面就要考慮，如果在許多詳細的專科檢查之後仍然沒有發現病原病因，但病患卻一直不斷地要求更具侵入性與傷害性的治療方式時，就必須要懷疑可能有這樣的診斷。當然，病患症狀的加重如果是因為合併憂鬱症狀，則減輕憂鬱症狀之後，這樣的行為就可能有部分的改善。

關於這類人為疾患，重要的治療原則包括有避免不必要的手術和檢查；建立適當的聯盟關係，這類病患常常不願意接受心理治療；適當的管理並且在醫療院所之間適當的聯繫；如果合併焦慮和憂鬱症狀，可給與適當的藥物治療；同時小心處理藥物濫用的症狀；代理人人為疾患，則必須要注意是否危及到小孩的人權，甚至需要聯繫社福單位。

貳、解離疾患

解離疾患是指在意識、記憶、身分認同，或者是對環境知覺整合功能出現障礙的情形。由於在青少年發展的過程中，可以出現短暫的障礙，而且其他的精神疾病也可能出現類似的情形。由於這些是屬於相當主觀的經驗，測量必須要藉由結構化的工具和臨床經驗才能夠適當的加以蒐集。尤其是許多失去記憶的經驗，

常常是周遭的人觀察到個案有某些行為，但是個案完全忘記自己做了這些事情，因此需要周遭的人協助觀察，才能夠肯定的確認這樣的診斷。個案在面臨這些症狀的時候，常常會對於人際、學習以及家庭的關係造成影響。因為個案的許多行為不是在自己的意識控制之中，所以常常會在正常的環境當中表現出不適當的行為。

從診斷的表面定義來看，解離疾患可以從正常比較容易受到暗示的程度，嚴重到分裂成好幾個不同的身分認同，也就是多重人格的程度。醫院的治療團隊曾在九二一大地震後，針對地震最嚴重地區的學生進行心理的評估以及團體的治療，發現創傷當時的記憶常常是局部而片段的，有許多記憶是暫時沒有辦法回想，而事後才在適當的情緒下，慢慢去記得這些事情的細節。因此解離本身，就是協助我們暫時不用去面對創傷的一種機轉。以下針對各種不同類型的解離經驗來做整理，不過仍然需要記得的是，即使出現這些症狀也必須要嚴重到對個人的人際、事業或學業，或者是重要的功能產生相當大的影響，並且對於個人造成很大的困擾，才能夠當作是一種障礙或者是疾病。

一、解離性失憶症

這是解離症當中最輕微的狀態，個案出現間歇性的記憶力喪失，但是還不至於因為記憶的問題到處遊逛，也還沒有到變成另外的身分，在別的地方過別種生活的程度。以下我們就來看看這種比較輕微的記憶力喪失。再次提醒，必須要確認不是因為腦部

受傷而造成的記憶力喪失，只是針對創傷的記憶喪失而已。

解離性失憶（amnesia）症：	
A：	出現一次或一次以上，沒有辦法回想重要的個人資料，這些資料常常是創傷和令人覺得有壓力的記憶。而這種失憶的狀態已經超過了一般容易健忘可以解釋的範圍
B：	這些障礙不是因解離性認同疾患、解離性迷遊、重大創傷後壓力疾患、急性壓力疾患、體化症，也不是因為某些藥物或一般醫療狀況所造成的

修改自 DSM-IV（美國精神醫學會，2000）

在這種失去記憶的狀態下，個案學習新事物的能力仍然沒有消失，忘記的常常只有片段且和壓力有關的訊息而已。我們知道很多身體生病或不舒服的狀況，記憶力會變得比較差，但是這裡所描述的不包括這樣的情形。這類病患常常在保持警覺的狀態下，失去一些重要事情的記憶，常常是指有一段相當短的時間失去記憶。就如同前面轉化症裡面所提到的「漂亮的不關心」，常常可以看到個案對於這些失去記憶的內容不是很在意，在作者的臨床經驗當中，許多家人會描述個案當時看起來還算清醒，但是眼神比較呆滯，而且有些個案看起來好像有一點想睡覺的樣子。事實上在臨床的經驗當中，此時個案可能呈現的是輕度的意識障礙。

從心理動力的觀點來看，所有的解離疾患都是採取類似的心理防衛機轉。之所以需要暫時失去記憶的理由是，因為這個記憶

伴隨的情緒太過強烈、太過痛苦，以至於不敢回想起來。於是個案以否認這些事實存在的方式，將這些痛苦的情緒和經驗壓到潛意識當中（這種防衛機轉稱作潛抑），以及解離（將這一部分的記憶和情緒，和整個人大部分的記憶和情緒分隔開來）。

　　當個案出現這樣的症狀，第一步當然需要檢查個案是否有相關的身體和腦部疾病，以至於造成記憶力的喪失，一旦確認沒有其他的生理原因之後，暫時先讓個案不用太緊張，說明失去記憶其實是一種自我保護的機制，但是這種心理防衛機轉不可以維持太久，必須要加以處理，然後才能夠適當的面對並且採取有效的措施來解決問題。需要時可以使用藥物或非藥物的方式將個案催眠，以協助個案能夠適當的回想起部分創傷的回憶，並且在治療師的支持下，協助個案在現實生活當中，開始在意識層面部分處理過去的創傷經驗。這些部分在作者另外的專書當中會加以討論。

二、解離性迷遊症

　　這種因為創傷造成的記憶力喪失，已經不是只有片段的失去記憶，而是可能會因為暫時失去記憶，恍惚行動了一段時間，等到清醒的時候，才發現原來自己到了另外一個地方。這時候大部分人還沒有忘記自己的身分，等到比較清醒之後，會嘗試著回到原來的生活環境。

解離性迷遊（fugue）症：

A：	突然、沒有預期的離開家到別的地方旅遊，或者離開一個人習慣工作的地方，卻沒有辦法回想起自己的過去的一種障礙
B：	對於自己個人的身分感到混淆，或者部分或全部的已經採取新的身分來過生活

修改自 DSM-IV（美國精神醫學會，2000）

　　這些個案突然間離開自己習慣的生活環境，開始旅遊到一個一定距離的地方過新的生活，對於之前的身分覺得十分困惑甚至完全想不起來，因此常常採取一個從來沒有過的新身分來過生活。就如同其他解離疾患一樣，這些個案常常是遭遇到相當創傷和痛苦的事件，沒有辦法用原來的身分加以面對，但是又還沒有嚴重到形成兩個不同的人格和身分，只是暫時脫離原來的環境，忘掉原來的身分來過新的生活。這個新的身分，常常是一個比較健康的、不太會遭遇到創傷的身分。但是由於忘記自己以前的生活和身分，常常處於一種暫時沒有痛苦卻十分困惑的狀態。

　　針對所有的解離疾患，當然包括解離性迷遊，第一步都是要先排除可能的生理疾病和其他比較嚴重的精神疾病。有部分個案在經過一段時間的新身分，過了一段時間的正常生活之後，常常會自然恢復記憶。治療的方式也可以採取類似解離性失憶症的方法，經由藥物或者是人工方式協助放鬆，在恍惚和催眠的狀態下回想起部分的記憶，由於治療師的協助能夠適當的得到支持，從片段的記憶中逐漸面對痛苦，並且在意識層面加以處理。如果個

案處在十分困惑的狀態下，而且還沒有準備好去面對過去的創傷，則可以採取支持性的心理治療，或者以非催眠的方式協助個案了解自己內在的動力，並且接納可能的身分和過去。

三、解離性認同疾患

這就是相當有名的多重人格，許多人在影片當中可以看到類似的故事。事實上，臨床上這類個案相當地少，大部分都是屬於第一種，對某些創傷或不愉快的記憶力喪失。這個部分通常是遭遇到比較大的創傷，而且是比較連續的，不太容易用短暫的失去記憶就能夠處理這些痛苦。接下來看看這樣的診斷準則。

解離性認同（dissociate identity）疾患：
A：表現出兩種或以上不同的身分，或者人格的狀態（每一種人格的狀態都維持相當長的習慣，這種習慣包括了看待事情、人際關係，以及對於環境和自我的想法，都是維持相當穩定的一種習慣）
B：至少有兩種以上的身分或者是人格狀態，能夠同時控制這個人的行為
C：沒有辦法回想個人重要訊息的部分，已經過度的廣泛而且嚴重到無法用一般的健忘加以解釋

修改自 DSM-IV（美國精神醫學會，2000）

這就是我們以前常說的多重人格，也就是一個人身上同時有兩個不同的人格和身分，而這兩個身分都可以對這個人產生影響。

雖然具備了兩個以上的人格，但是兩個身分常常互不知道對方，人格到人格之間的轉換常常是突然發生的。每一個人格都有自己的特色、相關的記憶和情緒，也有自己的名字和過生活的方式，其中的某一個人格也可能合併某些精神的疾病。

　　從心理動力的觀點來看，這類個案可能經歷過非常嚴重甚至是長期的虐待，許多研究認為，童年時期受到性虐待的個案特別容易造成這種人格的分裂。

　　如同解離性迷遊的概念一樣，當這個人不想去面對某些痛苦的回憶，或不想採取原來的身分去過生活的時候，可能就會分裂出另外一種截然不同的情緒狀態，甚至是一種特殊的人格。其中只有某一部分的人格繼續擔任起痛苦而受虐待的角色，而另外的自我則分裂出不同的人格，或許可以採取比較保護自己以及比較能夠對抗外界的剝削和虐待的角色，當採取這種新的自我保護人格時，更可以表現出原來受虐待的人格所不敢說的話或不敢做的事。也就是說，當一個人受虐待的時候，被虐待當時有一個舊的身分，這個身分承受了許多的痛苦和屈辱，但是卻衍生出另外一個不知道自己有受了這麼多痛苦和屈辱的身分，而過著不同的嶄新生活，這兩種身分同時並存在一個人身上，而且會突然轉換。但是這兩個身分之間因為沒有辦法適當的溝通和聯繫，因此不同的身分之間，如果沒有經由適當的治療和溝通，仍然無法互相依賴和保護，會讓原來舊的受虐待身分仍然繼續單獨承受這些屈辱和痛苦。

　　針對解離性認同個案的治療原則，第一步仍然是要先排除可

能的生理疾病，或者位階比較高的精神疾病。接下來第二步就是
在個案同意下，進行藥物或者是非藥物的催眠，協助個案回想起
某一個人格的創傷和痛苦，並且得到另一個較為健康人格的協助。
如果個案不願意接受催眠，可以採取支持性和心理動力的方式，
讓個案了解可能的創傷來源，以及創傷對他可能造成的影響。讓
個案知道必須讓不同的人格之間互相協助以及加以整合，才能夠
形成一個比較完整有力的個體，不然一個人的人格能量被區分成
許多不同的區塊，是沒有辦法有效因應許多生活的壓力，也不太
容易用單獨的身分就能夠處理這麼大的創傷。

　　至於這類個案的預後情形則是與其人格的數量有關，以及要
考量這種人格已經生活了多久時間，是不是已經變成一種習慣的
狀態。人格分裂發生在愈早期，後續的預後就愈不好。

四、失去個人感

　　在極度焦慮的個案身上，也可以看到短暫性地出現這樣的情
形，一直到必須要持續和重複出現這種感受，才會被當成是一種
障礙或是疾病。最簡單的回想，就是當一個人太過勞累的時候，
會覺得身體不是屬於自己的。這個部分不僅出現在青少年，在比
較疲累的、容易緊張的成年人身上，有時候也可以看到這樣的情
形。我們可以看看以下的診斷準則：

失去個人感（depersonalization）疾患：

A： 是一種持續或重複發生的經驗，覺得自己和自己的身體出現距離，就如同是自己在身體的外面來看著自己心智的歷程，或者是看著自己的身體

B： 在失去個人感的這一段期間，對於現實測試的能力是正常的

修改自 DSM-IV（美國精神醫學會，2000）

這是指個案在某一段時間覺得對自己失去真實的感受，或覺得和自己產生疏離的距離感。一般青少年有可能出現短暫的類似感受，例如在十分疲勞的時候常常會覺得身體不是自己的。在作者的臨床經驗當中，也有一些參加過演唱會的青少年，由於太過接近播音的喇叭，或者出於太過亢奮的狀態消退之後，發現和自己產生疏離的距離感，好像身體不是自己的，趕快跑到門診和急診接受協助。所以，這些症狀必須要嚴重到已經讓這個個案感覺到十分困擾，而且症狀是相當強烈和持續的，並已經對個案的人際和一般功能產生相當程度的影響時，才算是一個疾患。

這類的個案常常會描述覺得自己好像是一個機器人，或者自己像是處在夢境中不是很真實的感覺，對於時間和空間產生扭曲，覺得自己的手腳太大太小或者感覺十分怪異，對於外在世界也會覺得陌生，甚至是隔了一層紗。此時，個案會覺得十分奇怪，因而產生焦慮和憂鬱的症狀，甚至整天沈浸在對於身體的種種怪異感覺上，而沒有辦法專心在學校的課業和人際關係中。

在作者的治療經驗當中，第一步需要先排除可能的生理疾病，

第二步則是向個案和家屬解釋這是一種自我保護的狀態，可能因為面臨的情境過度焦慮，而身體暫時讓某些感覺疏離或者是麻痺的程度，只要減輕焦慮的強度就可以恢復，重點則是放在預防以後類似的情境出現即可。

五、無法歸類之解離疾患

另外還有一些無法特殊歸類的解離疾患，如下列所述：

診斷名稱	特色
歇斯底里精神病（hysterical psychosis）	• 急性、短暫的重複發生、但是沒有產生人格的改變 • 會出現恍惚狀態 • 過度的警覺，並且帶著憤怒和害怕等負向的情緒 • 對於自己和別人產生衝突和攻擊的行為，包括自殺和暴力行為 • 可能會出現視幻覺、聽幻覺、侵入性的思考和做噩夢 • 錯亂的思考
Ganser 症候群（近似答案症候群）	• 可能合併解離症狀（失憶、迷遊）、假性幻覺，或轉化（走路不穩）的症狀 • 這類型個案在回答問題的時候，常常不是答非所問，而是相當接近我們所問的問題答案，但是總是有一些偏差。例如請他描述馬這種動物時，他會說一匹馬有五隻腳 • 可以出現在癲癇之後，或者是歇斯底里的恍惚狀態，或者是僵直型的精神分裂症狀態

（下頁續）

（續上頁）

	• 這些症候群通常是在遭遇壓力或只是某些可能會被處罰的情境出現，如果壓力解除，症狀就會消失
失真感但是卻沒有合併失去自我感	• 重複持續出現覺得周遭環境不真實，但不會覺得和自己的身體感覺脫離 • 失去自我感其實是一種症狀，也會出現在憂鬱症、焦慮症、解離症及精神分裂症
解離性恍惚疾患	• 在某一個特定的文化下，出現了意識、身分認同、記憶的障礙。而且這些意識狀態和恍惚的情況，能夠明顯消退，可能是針對某些特定環境刺激所產生的反應 • 如果出現在兒童和青少年，可能是在身體虐待和創傷之後的表現 • 在台灣，例如靈魂附身，就是這類類似的表現
其他分類	• 一種以上的人格，能夠控制另外一種人格，但是沒有任何一種人格可以穩定到符合多重人格的診斷（穩定度不夠） • 雖然有兩種以上的人格，但是沒有一種人格可以完全的來控制這一個人（強度不夠） • 個案雖然有失憶症，但是不會忘記個人的重要訊息 • 由於個案受到長期的脅迫（例如洗腦），而陷入了一種解離的狀態，相當容易受到暗示

5 精神分裂症及嚴重精神症狀

　　在這一章中，我們想要討論的是相當混亂而且脫序的青少年。這些青少年出現症狀的根源，不是來自於他對自己和別人的傷害，而是其內在狀態例如妄想、幻覺等，讓他沒有辦法適當的和現實保持接觸。因此，可能在課堂當中會出現自言自語的狀況，或者懷疑同學、老師在背後講他壞話，然而事實上卻沒有出現他妄想中的情形。由於這些青少年對那些症狀信以為真，於是逐漸和班上的生活脫節，也沒有辦法得到家人的諒解。甚至可能在症狀剛開始的時候，家長會以為學校的老師和同學真的有這樣對待個案的情形，造成個案情緒低落、成績下降，甚至不敢上學，所以這一類的診斷和症候群需要特別被注意。同樣的，就如同焦慮和憂鬱的症狀一樣，許多青少年表現出嚴重精神病的症狀，還沒有完全的成形，也沒有辦法完全符合精神分裂症等相關的診斷，所以要了解整個疾病群的表現，可能得隨著年齡增加或者是疾病發展，

在沒有接受完整治療的狀況下，才有可能會發展成完全成熟的嚴重精神病或精神分裂症。

壹、精神分裂症（schizophrenia）

一、案例

十七歲高中生，因為拒絕上學而接受輔導室會談。個案認為自己在一年多以來受到同學排斥，覺得每天上學壓力很大，而且覺得最近老師的眼神也變得很奇怪，上課好像特別針對他在問問題，讓他壓力很大。

個案常常覺得班上的同學在背後說他壞話，會跑去問同學為什麼要這樣私下詆毀他，同學們當然表示並沒有在談論他的事情，但是個案不相信，覺得連自己的好朋友都在欺騙他。個案描述大約是在一年以前，慢慢覺得班上的氣氛不太對勁，但是剛開始的時候說不出所以然。最後自己變得容易忘東忘西，常常找不到自己的課本，再加上覺得好像有許多同學在背後說他的壞話，於是他逐漸認為自己丟掉的這些東西或找不到的文具，都是別人故意拿走的。他開始詢問周遭的同學，是否有看到誰來動過他的東西，但是都得不到同學回應。當他看到自己的好朋友和他懷疑的對象在講話時，他開始覺得這些人是一夥的，聯合起來要找他的麻煩，於是開始不跟班上同學講話。

差不多在八、九個月之前，個案開始出現幻聽，主要內容都

是在批評他的身材。當個案在洗澡的時候,也覺得有人在看他。幻聽的內容主要是有兩三個女生的聲音,除了批評他的學業和人際關係之外,還在批評他的身材太胖、腿太短、長得不好看。這些聲音除了在他洗澡的時候會出現外,也會跟著他去上學,批評內容大致上都圍繞在他成績不好、人際關係不好以及長得不好看這樣的主題。個案覺得十分憤怒,想要找出這些聲音的來源,於是會摔東西、找同學吵架,甚至在下課期間突然大叫,讓同學不太敢接近他。

個案在家裡的表現是,一回到家中就將自己關到房間裡去,將音樂開得很大聲,希望能夠抵消這些批評他的聲音。再加上擔心洗澡的時候被別人看到,開始不願意洗澡,並且把自己的頭髮留長,希望別人不要看到他的長相和青春痘。學校的課業也逐漸退步,無法專心,甚至會出現自言自語或者是和這些聲音對罵的情形。於是學校的老師覺得不對勁,轉介到輔導室,並且接受駐校精神科醫師的評估。

二、精神分裂症的分類和表現

上面這位同學的表現,主要是逐漸的功能退化,再加上出現一些比較怪異、疑心和不安的行為。這是一種漸進式的退化過程,Kraepelin 曾將這樣的情況視為是一種「早發型的癡呆」(dementia praecox)。因為這些功能的退化,和個案的年齡實在是不相配,而且就如同上面的個案一樣,出現不重視自己的外觀和生理衛生,甚至連一般學生應該要完成的學業,對他而言都產生極大的困難。

現在我們知道這種退化的歷程其實是可以治療，而且是可逆的，和真正的癡呆症（現在稱之為失智症）是完全不同的。以下我們就來看看這一類非典型的、偏離正常行為的青少年疾病。

精神分裂症：

A：最主要的症狀：必須要符合以下兩個或以上的症狀，每一個症狀，必須要在過去的一個月當中，占了相當長的一段時間（如果經過治療，否則可以比較短）

1. 妄想
2. 幻覺
3. 錯亂的言語（例如：脫軌、前後不連貫）
4. 明顯的錯亂行為或僵直行為
5. 負向的症狀（例如：情緒變得很平板而沒有變化、不說話、沒有動機）

修改自 DSM-IV（美國精神醫學會，2000）

　　精神分裂症本身必須要上面所描述的特殊症狀超過一個月，而且產生障礙的時間必須要超過半年。而在 A 診斷準則裡面，我們可以發現正向症狀和負向症狀必須都要達到一定的數目。所謂的正向症狀是指妄想、幻覺、錯亂的言語、極度錯亂或僵直的行為。而負向的症狀就是指情緒變得停頓沒有波動、思考貧乏和空洞等等症狀。

　　在精神分裂症的其他診斷準則中，也告訴我們必須要注意到一般適應功能明顯的退化，這常常是在精神分裂症早期所看到的症狀，而不是正向或負向症狀。如果要能夠比較早期診斷出精神

分裂症，不能完全依靠正向及負向症狀，因為到這些症狀出現了
這麼多，已經成為精神分裂症比較完整發展的急性階段了。

　　進入精神分裂症的討論之前，我們重新來抓住精神分裂症的
核心精神。精神分裂症的診斷主要不在於因為個案出現妄想或者
是幻聽，其核心的症狀是整體功能的退化，加上思考內容和流程
的異常，詳細的內容將整理於下列的表格當中。

核心表現	內容
整體的功能	和一般人比起來，個案的功能明顯退化；個案功能相較於其生病之前的功能有明顯的退化情形
思考內容	貧乏的、空洞的、不正常的 關係意念、被害意念、被控制意念 關係妄想、被害妄想、被控制妄想
思考形式	不合邏輯的 脫軌、前後關聯鬆散、不連貫 繞題迂迴、切線言語 過度包含 思考中斷 回音言語
行為	躁動 退縮 坐立不安 特殊的儀式、重複的行為 僵直行為

（下頁續）

（續上頁）

知覺	視幻覺
	聽幻覺
	觸幻覺、嗅幻覺、味幻覺
情感和動機	情感：平板、遲鈍
	不適宜的
	容易波動
	動機：缺乏動機，對很多事情都沒有興趣，但是不是
	處於憂鬱的狀態
	動機常常是矛盾的，沒有辦法合理解釋的
人際功能	社交退縮
	情感疏離
	人際表現不恰當（距離太接近、太遠）
對自我的感受	缺乏自我界限
	性別認同混淆
	沒有辦法區分自己和外界的真實界限

　　對青少年精神分裂症診斷的準則都是一樣的。不過在當中必須要特別標明是屬於早期發生（發生的時間是在青少年階段），或者是非常早期發生（發生的時間是在十三歲以前）。Asarnow（1994）提到，如果是在兒童時期出現的精神分裂症症狀，主要表現的特色是已經出現一段時間的適應不良，但是正向症狀必須要在六至九歲以後才會出現。Russell 等人（1989）也發現有三分之二診斷出精神分裂症的兒童，也符合其他精神疾病的診斷，最

常見的包括了干擾行為疾患（品行疾患、對立反抗疾患）以及憂
鬱疾患（情緒低落疾患、未特殊標明憂鬱症）。

　　至於幻覺的判定，尤其在年齡較小的個案上，可以根據Poli-
wsky（1986）所提出的原則，這樣更可以讓我們詳細地考慮青少
年是否出現精神症狀。他認為當青少年出現以下的行為時，比較
像是真的有經歷到知覺的扭曲，包括主動報告自己有幻覺的經驗，
而不是被問到的；非常清楚的幻覺，而不是模糊或者是間接的經
驗；個案相信幻覺的真實性，而不是採取保留的態度；個案認為
幻覺的來源是從外面來的，而不是來自於自己本身；明顯地沒有
辦法用意志來控制這些知覺（也就是說，沒有辦法隨著自己的意
願將這些幻覺趕走）。這些經驗對於臨床上判讀是否真的有幻覺
相當有幫助。因為在 SCID-I（DSM-IV 的會談問卷）當中詢問幻
覺，主要是聚焦在幻覺的種類，事實上有許多個案沒有辦法清楚
的判別出這種特殊的知覺經驗，尤其是青少年，常有許多幻想和
編造的故事，往往讓會談的人或家長覺得是一種怪異的經驗，事
實上如果能根據上面的原則來加以判斷，愈接近上面所描述的這
些表現，是真實幻覺的機會愈大。當青少年出現精神症狀的時候，
常常會被考慮到是否是精神分裂症。

　　Werry（1996）認為，有許多躁鬱症的早期表現和精神分裂症
有相當類似的地方，必須要根據以下幾個原則做長期的追蹤，以
下這些表現是比較偏向精神分裂症的症狀，包括：

　　*1.*生病之前相當長期的異常狀態。

　　*2.*精神症狀必須要超過三個月。

*3.*整個病程是愈來愈退化的。

*4.*家族史裡面有精神分裂症。

事實上，在廣泛發展疾患、躁鬱症及精神分裂症之間，症狀也有一些重疊之處，這三個領域的交界和區分，還有待後續的探討。

另外在診斷準則中，也提醒我們必須要標明個案的周期性和功能狀態。包括以下幾個分類：

*1.*陣發性，兩次發作之間包含了殘餘的症狀（也就是沒有完全恢復）（註：如果兩次發作之間主要是以負向症狀為主，則必須要標明）。

*2.*陣發性，兩次發作之間沒有殘餘的症狀。

*3.*持續的，中間沒有完全恢復過（註：如果兩次發作之間主要是以負向症狀為主，則必須要標明）。

*4.*第一次發作，部分緩解。

*5.*第一次發作，完全緩解。

三、精神分裂症的分類

精神分裂症總共分成五大類，這五大類的症狀雖然各有特色，仍然是需要符合精神分裂症診斷準則A以及相關的規定。而分類只是以個案生病過程當中幾項特別明顯的症狀做歸類。精神分裂症的次分類中共分為妄想型、僵直型、錯亂型、未分化型，以及殘餘型五種類型。我們最熟悉的就是妄想型，主要以出現妄想和幻聽為主，這類個案常常功能是比較好的、比較急性發作的。僵

直型主要出現的症狀是身體僵硬沒有辦法動作、擺出一定的身體姿態可以維持很久而不會改變（例如站在太陽下面對著太陽看，可以維持好幾個小時一動都不動）、想要檢查個案的身體，在扳動他的手臂時，愈扳動愈用力反抗……等等症狀。錯亂型則是主要出現錯亂的言語和行為，常常會有不適當的或平板的情感表現。這一類的個案常常讓我們和比較退化的個案聯想在一起。因為這些個案講話常常前後不連貫、聽不懂，甚至連服裝打扮都出現比較怪異的、不合宜的穿著，例如在大熱天穿著冬天的西裝，下半身是運動長褲和拖鞋。個案對於自己的打扮和行為較為不重視，自我照顧也比較差。另外一類是未分化型，個案可以出現明顯的妄想、幻覺、錯亂的行為，但是項目不夠多到可以放入前面三種類型，也就是各具三種類型的特色，但是都沒有症狀多到可以像前面的分類那麼明顯和集中。這種類型的個案，可能隨著時間的進展，逐漸演變成上面三種形態中的一種，也可能是在疾病的形成階段所出現的。最後一類是殘餘型，當個案出現的所有症狀仍然符合診斷準則 A，但是症狀已經完全不符合上面所描述的四種類型，可能主要呈現的是負向症狀，可以發現這類型的個案可能已經沒有妄想、幻覺、錯亂的行為，但是仍然可以看得出和正常的功能有所不同。

四、流行病學

精神分裂症的終生盛行率大約是 1%，好發的年齡大約是在十五至三十五歲，很少在十歲以前或者四十歲以後出現。家族史

當中，一等血親有精神分裂症的比例大約是 10%至 12%，如果父母親都是精神分裂症，孩子得到精神分裂症的比例大約是四成。而同卵雙胞胎皆得到精神分裂症的比例大約是四到五成。顯示這種疾病的確受到基因的影響，我們以下會針對這一點加以討論。在精神分裂症的患者當中，男性發病較早。至於發病的時間，在北半球大約是冬天和早春，在南半球則大約是七月到九月期間。大約有八成以上的病人都是在非住院的狀態下接受治療，這是社區心理衛生推展及去結構化的結果。在作者的治療經驗中，青少年個案除非已經出現嚴重的自我傷害或傷害他人的行為，否則多數仍然可以在社區裡繼續接受治療，甚至可以繼續上學。

五、病因學

　　精神分裂症的病因是多因子的，包括了生物、心理及社會的各項因素，分別討論如下。

㈠生理因素

　　最有名的是多巴胺理論。病患在邊緣系統的多巴胺活性上升，造成了正向症狀。而在額葉的多巴胺活性下降，造成了負向症狀。這種理論是來自於傳統的抗精神病藥物，主要針對阻斷劑多巴胺可以產生減少精神症狀的效果。但是隨著其他神經傳導物質的發現，再加上傳統抗精神病藥物對於某些精神分裂症的病患並沒有良好的效果，因此立刻加以修正成多種神經物質失調的理論。相關神經物質包括了正腎上腺素（會影響精神分裂症對於外界刺激

過度敏感）、GABA（GABA 下降，會造成多巴胺上升）。

(二)基因

在家族研究中，同卵雙胞胎罹患精神分裂症的比例大約是五成，而異卵雙胞胎大約是 4%，研究發現受到基因的影響相當大。而在有名的領養研究中也發現，精神分裂症病患的小孩如果讓正常家庭領養，罹患精神分裂症的機會大約是 10%；而正常父母親的小孩，如果讓罹患過精神分裂症的家屬領養，卻不會得到精神分裂症。表示親生父母體質上的遺傳，比教養的環境影響力更為重要。

在遺傳表現上，雖然精神分裂症未必會遺傳給下一代，成為完整的精神分裂症，但是可以有許多類似精神分裂症的部分特質。包括了精神分裂症的親屬當中，比較容易出現分裂型人格疾患以及妄想型人格疾患（8%），這一類的人格特質，都是比較孤僻退縮甚至比較疑心的個案，如果我們回顧精神分裂症的症狀，可以發現有些症狀和行為是有部分類似，但是還沒有嚴重到精神分裂症的程度。精神分裂症的家屬當中，一等血親也可能大約有 3.7%的類精神分裂症，或者是其他的精神症狀。

(三)心理和社會的影響

雖然有許多因素都被認為可能和精神分裂症有關，但是真正經過研究證實，只有家庭成員的高情緒表露（high expressed emotion），被證明和精神分裂症的復發相關。也就是說罹患分裂症的

個案，如果長期處在過度涉入、過度挑剔、過度保護的環境當中，和精神分裂症的復發有相當大的相關。如果家庭成員能夠調整高情緒表露的習慣，精神分裂症的復發率就可以明顯下降。在一個相當著名的研究中，可以發現精神分裂症病患出院之後，如果每個禮拜和高情緒表露的家人相處超過三十五個小時，則這些病患的復發率約是一般低情緒表露家庭的病患的八倍。在治療師的經驗當中，如果能夠加入家庭的介入，相較於傳統的藥物治療，大約可以減少 50%的復發機率。

在臨床經驗中可以發現，精神分裂症個案在適應環境的壓力時，可能產生相關的後遺症除了焦慮和失眠之外，也可能是精神症狀的惡化，這部分可能是由於精神分裂症個案處理訊息的能力減弱，尤其是在處理情緒和人際的訊息。一旦精神狀態無法負荷周遭環境如此大的訊息和壓力時，就可能出現防衛機轉崩潰的情形，而成為部分精神症狀惡化。

神經心理學的檢查可以呈現出上述的部分特色。例如在主題統覺測驗和羅夏克投射測驗當中，個案常常呈現出比較奇怪的反應。而這些父母親所投射出來的內容，也和正常值相較之下有偏離的情況。而病患在施測當中大約有二到三成，注意力集中的時間以及問題解決的能力呈現不正常的情形。而病患在精神疾病發作的時候，智能也有明顯下降的情況。

再從心理動力的觀點來看，由於精神分裂症病患採取的心理防衛機轉，常常想要處理現實環境所造成的壓力，但是這種防衛機轉卻往往讓個案更脫離現實。在心理防衛機轉當中，有所謂比

較原始、自戀的防衛機轉，其中在精神分裂症病患身上看到的，就包括有否認（將現實環境中的刺激和壓力，轉換成為妄想和幻覺，而不在現實的層面加以處理）、投射（病患將內在的攻擊、衝動和外在世界所導致的混亂，認為是外在的時間和其他人，都和自己一樣的混亂，具有衝動和攻擊性，所以對環境保持相當大的敵意，也可以藉由妄想和幻覺表現出來。事實上外面的環境和個人的內在狀態有所不同，但是個案已經失去清楚的自我和環境的界限，沒有辦法區分哪些是屬於現實的，哪些是屬於自己精神症狀所造成的）。

六、病程和預後

精神分裂症一開始有一段相當長的時間，出現焦慮、困惑、憂鬱甚至是強迫症狀，這個期間可能出現好幾個月甚至是半年以上，然後才會逐漸出現妄想幻聽等等症狀。由於好發年齡大約是在青少年後期和成年人前期，這個期間常常有許多合併的壓力，包括男生遇到的是升學和當兵的問題，女生遇到的則是畢業和選擇新職業的問題，看起來好像是和精神分裂症有關的壓力，事實上精神分裂症也比較好發在這段期間。

精神分裂症是一種比較長期的疾病，常常會有急性症狀惡化的過程，即使在急性期的症狀恢復後，有一部分的個案仍會有一些比較慢性的殘留症狀。而個案面對環境壓力的脆弱性，即使在急性期恢復之後，都必須要加以注意，因為壓力常常會造成睡眠的問題以及精神症狀的惡化，這些部分和一般人的壓力反應是比

較不同的。

在急性期時個案會出現許多相關的正向精神症狀，包括了妄想、幻覺、錯亂的言語和行為。而隨著急性期逐漸減輕，又常常會有許多殘餘的負向症狀。在出現負向症狀知能的期間，除了情緒的表達變得十分平板沒有變化之外，也不喜歡參與人際活動、對於周遭事物也變得漠不關心，如果沒有適當的刺激，個案可能會逐漸退縮，過著和現實脫節的日子。由於這個疾病可能發生在青少年後期，正好是對環境及社會有所貢獻、充滿興趣和挑戰的階段，如果能夠好好處理與介入，則對於這些個案的將來前途以及其對國家社會的貢獻，會是相當大的協助。

比較良好的預後因子包括了比較晚才發病、明顯的誘發因素、急性發作、生病之前功能良好、主要以情緒症狀為主、良好的支持系統、以正向症狀為主，以及女性。可以發現這些因素，大都是和急性、明顯誘因、生病之前良好的功能和支持系統有關。後面我們也會提到，分裂型情感疾患因為症狀介於類精神分裂症和情感疾患之間，預後也介於精神分裂症和情感疾患之間。一般而言，精神分裂症的預後比情感疾患還要不好，如果病患可以出現明顯的情緒症狀，尤其是憂鬱的症狀，對於精神分裂症的預後會有加分的效果。相對的，如果上面描述的這些因素，沒有足夠的支持、生病之前的功能不好、沒有出現情緒症狀、負向症狀為主、比較早發病、沒有足夠的誘因、逐漸緩慢的發生而不是急性的發作、沒有好的家庭支持系統，再加上生病的時間已經超過三年，還是沒有辦法完全恢復，或者是這一段期間復發的次數很多，將

來的預後都比較不好。

七、治療的原則

以下分別討論從藥物以及心理社會方面做介入。

(一)抗精神病藥物

處理急性期的正向症狀和行為問題，主要還是仰賴抗精神病藥物。由於傳統的抗精神病藥物副作用較多，現在已經比較傾向於非傳統的抗精神病藥物，也就是血清素多巴胺拮抗劑（SDA）。這種藥物主要是針對 5HT2（血清素的一種接受器）的神經接受器有強烈的拮抗效果，而對於D2（多巴胺的一種接受器）比較沒有像傳統藥物那麼強烈的拮抗劑效果。由於新一代的抗精神病藥物比較不會產生錐體外症候群，也比較不會造成泌乳激素的上升，對負向症狀也比較有治療的效果，有助於個案對藥物的順從性，目前已經成為精神分裂症治療的第一線藥物。

抗精神病藥物必須在規則服用藥物約四到六個禮拜後，才能夠發揮穩定的療效。第一次發病的個案所給與的藥物劑量較低，如果是慢性、治療頑抗的個案，則必須要給與比較高的藥物劑量。甚至有些個案對於服藥的規則性相當不穩定，則需要採取長效針劑的處理。這種藥物經由注射之後，藥物可以停留在身體當中慢慢釋放，效果大約可以維持一至兩個禮拜，甚至到一個月。也就是說，這段期間如果個案沒有規則服藥，至少身體裡面都有一定劑量的藥物。對於病識感較差的病患來說，也比較不會因為服藥

順從性不好而造成症狀的一再復發，也可以減輕許多家屬勸個案吃藥的壓力。

由於這是一個比較慢性而且長期的疾病，在精神症狀穩定滿一年之後，藥量可以每個月逐漸減少 10% 的劑量。但是這個減藥的過程，一定要得到醫師的同意，而且因個人而有所差別，不是所有的人都可以進入這個歷程。在減藥的過程中，家屬和個案都必須監控是否有症狀惡化。最常見的症狀是連續沒有原因的失眠，甚至是幻聽及妄想的出現。如果症狀明顯惡化，常常需要再繼續調回原來的藥物。

㈡心理及社會的介入

在臨床經驗中，個案可以透過許多形式的心理治療獲得幫助，包括行為治療、團體治療、家族治療、社交技巧訓練，及家屬支持團體的協助。其中比較重要的概念是能夠提供個案良好的個案管理（case management）。因為個案可能在不同階段需要接受不同程度的治療，甚至需要協助個案和這些治療的資源相連結，或者和家屬溝通。而這個專業人員可以協助個案找到相關的資源並且加以連結，幫個案約定接受治療的時間，並且提醒個案需要規則接受治療。在現今臨床經驗發現，個案管理對於穩定個案，以及協助個案接受最適當的資源和治療，是不可或缺的角色。

另外，在社交技巧訓練（social skill training）當中，主要是協助個案處理自己的負向症狀。因為這些個案在正向症狀比較減輕之後，還會有許多社交退縮、表情平淡、對很多事情都失去關

心和興趣的漠然態度,再加上幻覺和妄想的影響,對於周遭環境的看法和人際關係已經有了相當程度的扭曲。我們需要經過適當的支持之後,結構式(structured)的提供社交技巧訓練,協助個案調整自己的語調、表情、人際溝通的技巧、邀請和拒絕等等重要的建立關係技術,才能夠協助個案適當地進入現實的世界和職場,或者是能夠協助青少年適當的回到重視同儕人際關係的學校情境當中。

貳、類精神分裂症、分裂性情感疾患及其他精神分裂症疾病群

精神分裂症疾病群(schizophrenic spectrum)〔也就是我們常在書上看到的精神病(psychotic disorder)〕,是描述以精神分裂症為主軸的一群精神症狀。這群精神症狀和精神分裂症有一些相似性,但是可能在生病的時間和症狀的內容,以及造成功能障礙的程度有所不同。在 DSM-IV 當中,都把這些疾病放在精神分裂症的大分類底下,我們在下面的表格當中將這些疾病加以比較。我們只要先抓住精神分裂症的核心概念,就很容易了解其他疾病的診斷為什麼是這樣的規定。

精神分裂症疾病群的特色比較

DSM-IV 疾病診斷	內容和特色
精神分裂症	*1.* 急性症狀至少出現一個月 *2.* 功能和障礙的時間必須要超過半年
類精神分裂症 （schizophreniform disorder）	*1.* 診斷準則和精神分裂症一樣 *2.* 產生障礙的時間介於一到六個月之間 *3.* 類精神分裂症的功能退化比較沒有像精神分裂症那麼嚴重 *4.* 良好的預後因子包括了 　● 不會出現平板而沒有波動的情緒 　● 病前功能良好 　● 在精神症狀最嚴重的時候，出現了失去定向感和困惑的狀態 　● 生病的時間較短 　● 急性發作 　● 在行為出現異常的四個禮拜內，就出現明顯的精神症狀 *5.* 治療的概念 　● 如果症狀可以在半年內緩解，必須根據個別不同的情形來決定是否要繼續用藥 　● 如果復發，可以考慮使用情緒穩定劑，或者要求繼續服用抗精神病藥物一段時間

（下頁續）

（續上頁）

短暫精神疾病 （brief psychotic disorder）	1. 急性症狀出現少於一個月（而且需要超過一天），是一種比較短暫而局限的精神病 2. 出現以下至少一種正向症狀：妄想、幻覺、錯亂的言語、極度錯亂和僵直的行為 3. 個案的動機、情緒以及功能，都比精神分裂症要好許多 　● 這類的疾病比較容易演變成情感疾患 　● 發病之前，常常有一個明顯的壓力，再加上個案的壓力因應模式有問題 　● 診斷上可以標明是否出現明顯的壓力，但是不會因為沒有壓力就不能下這樣的診斷（不過臨床上，常常是有一個明顯的壓力，並且造成個案一段時間連續的失眠，這種狀態是比較常見的） 　● 當然必須要先排除是因為藥物、一般身體狀況所造成的精神症狀 4. 良好的預後因子 　● 病前適應良好 　● 嚴重而明顯的誘發因素 　● 症狀突然發生 　● 情緒症狀為主，而且不會出現平板的情緒 　● 症狀最嚴重時，出現明顯的困惑和混亂 　● 症狀發生到接受治療的時間很短 　● 沒有類精神分裂症的特質或精神分裂症的家族史

（下頁續）

（續上頁）

	5. 治療原則：由於這些精神症狀常常來得很快，甚至有一部分會自己回復，個案及家人常常忽略持續追蹤的重要性。所以在藥物控制精神症狀之後，必須要趕快對於個案及家人進行衛教，並且找出誘發不良防衛機轉的原因，以及協助個案調整自己的壓力因應模式。建議持續追蹤一段時間，尤其是家族史中可能有精神分裂症病史者要更加小心
分裂型情感疾患（schizo-affective disorder）	1. 個案同時符合精神分裂症、嚴重憂鬱期和躁期，也就是精神症狀和情感症狀前後或交替同時存在的個案。可以分成兩大類，一類叫作雙極型（整個病程當中曾經出現過躁期或混合期），一類叫作憂鬱型（整個病程當中曾經出現過嚴重憂鬱期）
	2. 由於情感疾患在比較嚴重的時候也會出現幻聽和妄想，所以診斷要求必須要在情緒的症狀穩定之後，仍然持續地出現妄想和幻覺超過兩個禮拜以上
	3. 預後的情況比精神分裂症良好，介於情感疾患和精神分裂症之間。也就是比較不會像精神分裂症個案的功能退化那麼多
	4. 不良預後因子 • 家族史裡面有精神分裂症 • 早期發病、沒有特殊誘因就逐漸的發病

（下頁續）

（續上頁）

	• 以精神症狀為主 • 病前功能不佳
妄想症（delusional disorder）	*1.* 非怪異的妄想（必須要至少超過一個月），而且不可以是曾經得過精神分裂症。 *2.* 所謂非怪異地妄想是指，妄想症內容包括了許多真實生活的情境，甚至必須要跟個案比較親近的人才能夠明顯的確認，個案所描述的這些被跟蹤、被陷害、配偶外遇……等等事情，都是不可能的。 *3.* 症狀不可以嚴重到已經符合精神分裂症的程度，但是可以出現和妄想內容相關的幻覺。 *4.* 個案常常除了妄想主題相關的人際關係之外，一般功能並沒有明顯的退化。也就是說，個案常常因為妄想的內容，十分疑心和保持警覺的狀態，因此常常在人際關係當中表現出比較防衛和退縮的情形。所以只要不是和個案談到妄想症主題相關的內容，周遭的人常常看不出來他可能有精神病。 *5.* 從心理動力來看，個案可能在成長過程中曾經遭遇過身體和情緒的虐待，或者父母親的教養方式非常不穩定甚至達到怪異的程度，而個案持續的焦慮狀態，可能和父母親高要求的習慣有關。所以個人認為周遭的環境都是有敵意的、不可確定的。

（下頁續）

（續上頁）

	6.個案也可以因為看不見、聽不見、長期社交隔離和孤獨、搬到新的環境等等因素，顯得相當關心而且沒有可以討論的對象，而逐漸形成這種持續的疑心狀態。 7.使用的防衛機轉包括了否認、投射、反向作用。 8.預後：大約有三到五成的個案持續地維持妄想狀態。藥物雖然可以減輕部分妄想的症狀所伴隨的情緒，但是比精神分裂症和情感疾患的負向症狀更難治療。
共有的精神疾病 （shared psychotic disorder）	1.個案長期和有精神疾病的家人相處，關係相當親近，而且想法會受到影響，並且已經嚴重到形成妄想的程度。 2.剛開始這些個案在學校可能有一些怪異的想法，必須要真正和學生的家長接觸，而且持續一段時間的接觸和訪談，才能夠了解原來這些個案的想法是來自於父母親的精神症狀，並且是經由長期的討論而受到影響。 3.這樣的孩子並沒有受到父母親的虐待或脅迫，和父母親的依附關係相當正常，即使父母親帶著這樣的妄想是一般人所沒有辦法接受的，但是孩子和父母親的關係相當緊密。 4.主要都是以迫害妄想為主。形成的原因主要是以心理和社會的互相影響，再加上這個家庭和其他人比較隔離的關係，導致這些想法沒有被

（下頁續）

（續上頁）

修正的機會，受影響的一方常常是屬於比較順
從和依賴的個性，即使在沒有形成共有精神症
狀之前，就已經有相當緊密的關係。從心理動
力來看，被影響的一方常常是渴望受到另外一
方的照顧和接納，再加上有精神症狀的這一方
持續灌輸某些扭曲的想法，被影響的這一方希
望能夠維持這樣的關係，因此也一併吸收了這
些扭曲的想法。

5.治療原則：如果和主導精神症狀的一方繼續住
在一起，恢復的情形相當不好。如果能夠協助
被影響的一方和有精神症狀的一方分開，能夠
接受許多不同的刺激和想法，有時候，精神症
狀消失得很快。當然也需要注意精神疾病的遺
傳，可能受到影響的一方雖然被隔離，到了一
定的年齡也會產生家族遺傳的精神疾病，包括
精神分裂症及其他精神疾病。

6 外向型問題的干擾行為及其症狀

　　外向型問題常常出現在學校與少年法院轉介到臨床心理的個案身上。在不同的文獻當中，一般用來描述這些孩子所出現的行為包括破壞團隊的合作、攻擊他人、違背團體規範以及期待等等。這些行為曾經被視為是品行的問題，在心理動力當中稱作是一種行動化（acting out），而在臨床上則被稱為是外向型行為，主要是因為這些行為表現是相當外顯的、其情緒的表達是朝外的。這些青少年可能在其原來的環境當中，因為連續的違規或者是行為干擾的問題，造成老師課堂管理上的困難，以及家庭親子相處間的困擾。在某些情境下，因為受到比較嚴格的監控或者是比較密集的介入，則這些行為可以暫時得到安撫而減緩下來。然而在某些情境當中，這些行為則可能因為處理方式不恰當，或者是沒有足夠的資源來協助行為的改變，所以繼續加重對孩子的限制和處罰，反而造成了反向的效果，也讓孩子與家長、同學、老師等雙

方身心俱疲。甚至有些學生需要法律及警察系統的協助，才能夠暫時控制這些干擾和違法的行為。在這個範圍當中，我們必須要討論的部分是有關於品行疾患，對立反抗疾患、注意力不足疾患，以及注意力不足過動疾患四個問題。以下我們就四個不同的問題分類來加以討論。

壹、品行疾患（conduct disorder, CD）

品行疾患是「以持續且重複的行為模式侵犯別人的基本權利，以及違背該年齡應該表現出來的重要社會規範。在過去的一年當中，主要表現出下列三項以上的診斷準則，而且其中有一項所持續的時間超過六個月」。

一、診斷準則

㈠攻擊他人及動物

A. 經常騷擾、威脅以及威嚇他人
B. 常常挑起肢體上的爭端
C. 曾經使用武器，並且該武器可能會造成別人身體上嚴重的傷害
D. 曾經殘忍的對待他人的身體
E. 曾經殘忍的對待動物的身體
F. 曾經被受害者當面指證偷東西的行為
G. 曾經強迫他人發生性行為

（下頁續）

（續上頁）

㈡破壞財物（destruction of property）

A. 刻意地放火，目的是為了造成他人嚴重的傷害

B. 刻意地破壞他人財物（除了放火之外）

㈢欺騙或偷竊（deceitfulness or theft）

A. 曾經破壞別人的房子、建築物或汽車

B. 經常說謊，主要是為了獲取財物、好處或為了規避責任

C. 偷取一定價值的財物卻沒有被受害者當面指認

㈣嚴重的違法行為（serious violations of rules）

A. 在十三歲之前，即使父母親禁止也常常在外過夜

B. 住在家中或者代理父母家中的這段期間，曾經蹺家過夜至少兩次以上（或者是有一次離家的時間相當長）

C. 在十三歲之前就常常逃學，而這些行為問題造成了臨床的重要障礙，包括社交、學業或職業功能受到顯著的影響

（如果個案已經滿十八歲，而行為準則尚未符合反社會人格疾患時，才可以下這個診斷）

　　從這個概念當中可以了解到，無論是持續騷擾別人、威脅別人、說謊、偷東西的孩子，或者是常帶武器攻擊別人、強暴其他小孩、搶奪別人財物的孩子，都會被冠上品行疾患的診斷。DSM-IV將這類品行疾患劃分為童年發作型（十歲以前就出現上面十五項行為當中的三項以上）以及青少年發作型（十歲之前沒有出現上面任何一項行為）。這種分類的方式是因為品行疾患若愈早發

生，將來的預後就愈不好。並且將品行疾患的嚴重程度區分成輕度、中度及重度，主要是想要區分例如持續逃家這類較輕度的孩子，以及持續搶劫這類重度的孩子。

　　童年發作這個類型的孩子，常常伴隨著比較劇烈的攻擊行為，而且成年之後也比較容易發展成反社會人格疾患。之前比較舊的分類方式，是根據這些孩子對於社交關係的興趣，區分為所謂的社交型（可能比較類似我們看到的幫派性品行疾患）、非社交型（un-socialized）／低社交型（under-socialized）／疏離型（isolated）。也有根據攻擊行為作為分類的方式，包括衝動、情境反應、敵意、情緒化的攻擊，或者是另一類屬於比較控制的、使用工具的、針對特定受害者來攻擊的。

　　我們之所以比較注意這一類的個案，甚至少年法院對於非行的青少年特別加以重視，主要是因為這類個案長大之後可能會形成反社會人格。當然，成年之後的反社會人格並不是臨時形成的，在反社會人格的診斷當中，有特別要求其在青少年階段必須要符合品行疾患的診斷。這顯示在青少年階段就出現這麼多違規、不顧他人權益以及情緒衝動的行為，並且持續相當長的時間，到了成年階段已經形成其人格的一部分。

　　在品行疾患的個案身上，我們常常還會看到其和注意力不足過動疾患、學習障礙、物質使用疾患有相當大的關聯性。這些個案可能也容易合併情感疾患、焦慮症以及邊緣智能等等。如果一個青少年合併一種或一種以上的其他精神疾病，恢復的機會就更加困難，而且這些情況會比較傾向於慢性化，比較容易延伸到成

年。House（1999）發現，如果品行疾患有合併藥物濫用的診斷，是一種相當不利的恢復指標。而如果品行疾患合併學習障礙，則可能在協助個案恢復的過程當中，比較會阻礙其對於相關技能的學習。

二、流行病學

在各種不同的研究當中，盛行率大約是介於 5%至 15%之間。男性的比例大約是女性的四至十倍。就不同類型的發生時間來看，非社交型比較容易出現在青少年青春期以前，而社交型則比較容易出現在青春期或青春期以後。此外，這些個案比較容易出現在低社經家庭當中，而在著名的懷特島（Isle of Wight）研究當中，是屬於最常見的青少年精神疾病。

三、病因學

如果是以非社交型來看，主要的原因可能是來自於父母親的管教太過嚴格，而且父母親對於孩子的需求過度忽略和拒絕，造成孩子的社交疏離。在我們的經驗當中，大部分這樣的家庭都是長期處在不穩定的狀況下，而這段期間父母親對孩子的需求常常是忽略的，甚至是加以責罵。另外，這些孩子也可能是性虐待、身體虐待等家庭暴力的受害者。這些孩子在成長的環境和家暴的經驗當中，不僅心理上受到創傷，腦部也可能因家暴或人際衝突而受到一部分傷害，帶來了神經方面的後遺症。

家庭的不穩定狀況，也包括了父母親成為單親之後可能伴隨

而來的經濟困境、父母親的經常性忽略或不在家、對孩子的需求沒有辦法提供適時的協助，或者是需要常常寄住在不同人的家裡，也要面臨常常轉換學校和同學的經驗。在這樣的過程當中，由於沒有辦法形成長期穩定安全的依附關係，也沒有很好的角色模範讓他學習，所以對這些孩子的成長造成相當大的影響。

就社交型的品行疾患來看，這些孩子反而相當習慣比較大型的家庭和人際關係互動，相互之間對於團體的依附也比較穩定。然而由於缺乏權威角色（例如父親）來協助建立孩子的行為規範，結果這些孩子的行為規範就會根據他所依附的這一群同儕來加以制定，最危險的狀況是，如果這群同儕的規範是違背社區和一般法律的標準，就成為我們所稱的結黨和幫派。

家庭當中如果父母親有暴力傾向、情緒障礙、酒癮和藥物濫用等情形，對孩子都是相當不好的示範，這些部分除了造成孩子情緒不穩定之外，家長也示範了處理情緒的錯誤方法。最極端的狀況就是，父母親其中一人本身就是反社會人格的個案。

如果從孩子的角度來看，這些孩子可能本身就有情緒障礙的問題，是比較難以帶大的氣質，父母親也容易被激起相對的不愉快情緒，如果再加上這些孩子在學習的過程中出現障礙，也沒有受到老師適當的協助和支持，演變成低成就、被忽略或受到排擠的一群，再加上前面所描述的社會型或非社會型的這些環境塑造因子，就可能會逐漸發展成品行疾患。

而就生理因素來看，有某些品行疾患個案血清當中的多巴胺及血清素出現異常。在臨床上針對品行疾患的孩子進行藥物治療，

的確可以發現多巴胺抑制劑或血清素再吸收抑制劑均可以達到治療的效果。

四、病程和預後

部分社會型的品行疾患，如果加上適當的協助，在長大後對於社會的規範比較重視，則可以逐漸適應社會的要求。而非社會型的個案，則是在長大後常常會形成反社會人格。

五、治療和處遇的原則

針對品行疾患的治療和處遇必須要採取多重模式的介入。除了藉由個別心理治療協助個案控制自己的情緒之外，也常常需要針對家庭做介入。就如同前面病因學所提到的，許多品行疾患個案的家庭中，其父母親可能也有相關的精神科診斷，甚至是人格方面的問題，沒有辦法單純處理個案就達到治療的效果。在作者協助少年法院處理個案的經驗當中，發現對父母親進行親職教育也是十分重要的。這些父母親可能在自己童年時期也受到父母相當不恰當的管教方式，在不知不覺中採用原來父母親所教導的方式，或者在自己情緒失控時，將自己的情緒宣洩在這些孩子身上。父母親表現出極度強烈的情緒，往往讓孩子沒有辦法和他們接近，尤其在父母親表達對孩子的需求時，往往會習慣性地加上許多批判且強烈的情緒字眼，導致孩子完全沒有辦法在穩定的情緒下聽完父母親所交代的事情。在這樣的情況下，除了這孩子的個別心理治療之外，還需要加上適當的親職教育，才能達到治療的效果。

由於有些家庭在某些時候可能不太適合孩子居住在家庭當中，所以也必須考慮孩子臨時安置的場所，等到父母親的情緒狀態、精神疾病以及藥物濫用等問題恢復到比較穩定的階段之後，再協助孩子回到原來的生活環境。另外還有許多訓練這些孩子建立同儕關係的活動，例如青少年暑期的輔導或是相關的野外生活訓練，都可以協助孩子較有興趣的參與健康的人際關係，以及適當的宣洩情緒。

至於在藥物方面，前面的理論當中曾經提到了這些個案的多巴胺和血清素可能有比較不正常的情形，所以對於孩子在這段期間出現比較劇烈的攻擊行為，可以採取新一代的抗精神病藥物（anti-psychotics）、乙型阻斷劑（β-blocker），來協助孩子減少衝動的次數以及情緒波動的強度。如果這些孩子又合併其他疾病，例如注意力不足等相關問題，則需要一併處理相關的精神科診斷，目的是要讓這些青少年維持在比較好的精神狀態下，這樣不論接受個別心理治療、家族治療以及相關的同儕訓練，都能夠達到比較良好的學習狀態。

貳、對立反抗疾患（oppositional defiant disorder, ODD）

對立反抗疾患在 DSM-IV 當中指的是：行為比較嚴重而且有比較嚴重適應障礙的個案。由於這些個案的特質以及表現出來的行為，也往往造成了學校、社區，以及家庭嚴重適應的障礙，和

品行疾患所造成的後遺症相當類似。再加上這一類的問題也容易合併其他的外向型疾患，例如注意力不足過動疾患等等，以下是對於這個疾病的診斷準則所進行的觀察和整理。

一、診斷準則

這是一種持續的習慣，常常表現出反對的、敵意的反抗行為模式，至少持續六個月以上，並且在這段期間必須要符合四項或四項以上的準則

A. 常常發脾氣
B. 常常和大人爭執
C. 常常拒絕或反抗遵守大人的要求或規定
D. 常常刻意的干擾他人
E. 常常對於自己的錯誤或者是不良的行為怪罪別人
F. 常常容易被別人干擾
G. 常常生氣和暴怒
H. 常常想要報復他人、對別人懷恨在心

目前相關的證據顯示，並不是所有對立反抗疾患個案都會變成比較嚴重的品行疾患。如果這些孩子在接受適當的治療之後，不論是行為或家族治療仍然沒有辦法達到一定的效果，這群孩子才有可能發展成比較嚴重的品行疾患。對立反抗疾患和品行疾患是兩個不同的疾病，雖然品行疾患的青少年，大多數在過去都有過對立反抗疾患的疾病史，但是並不是所有的對立反抗疾患都會發展成品行疾患。在作者的臨床經驗中，如果這個孩子的行為問題得到家庭的協助，而且在前幾次的心理治療經驗中，發現這個

孩子可以經由比較包容治療師而逐漸建立起穩定的關係，後續的行為問題以及行動化（acting-out）的傾向便會逐漸減少，就未必會繼續發展成更嚴重的品行疾患。

二、病因學

由於這類個案常常合併其他許多外向型的行為問題和疾病，包括了注意力不足過動疾患或焦慮症等問題，所以必須要同時考慮這些疾病形成的原因，請參考本書這些診斷的相關章節。

一般而言，這樣的孩子通常是比較叛逆，想要爭取自己作主的權利。剛開始的時候，父母親或許是希望能夠訓練孩子比較有獨立的思考，不用時時刻刻都刻板地去遵守一些死板的規定，但是當孩子所處的環境相對變得比較敏感或者是重視團體紀律時，這種爭取獨立自主的習慣就成為叛逆的行為。如果再加上這些孩子本身就比較敏感，情緒反應也比較強烈，而且堅持度也相當高，那麼父母親和學校就必須準備長期和孩子協調或者是對立，對雙方來說都是相當辛苦的事情。

三、流行病學

至今仍然沒有就對立反抗疾患的盛行率進行廣泛的調查。有些研究指出，學齡前兒童出現這樣行為的機會大約是一到三成，但這點仍待更廣泛的調查來證明。由於這些疾病常常伴隨著智能障礙、家庭忽略以及營養缺乏等問題，所以需要一併處理這些相關的問題。在臨床經驗當中發現，未必像一般想像的，這些兒童

都只有出現在家庭結構鬆散、失功能的環境中，有一些相當高教育水準的家庭，也開始出現孩子相當早就想要爭取自主權，而對學校老師及家長表現出反抗的行為，甚至長期存在想要報復同儕的想法，這個疾病相當值得後續的研究與探討。

四、處理的原則

對立反抗疾患的處理原則中，最重要的是剛開始一定要先和個案建立足夠的治療關係，不然個案不會願意接受治療。治療師在這段期間幾乎必須要接受這類青少年強烈的對抗和情緒的投射，這個時候相當容易產生對個案憤怒等等的反轉移，這個部分是治療師自己特別需要注意及調整的。當治療師發現青少年對其不再反感時，後續的介入才有辦法開始進行。一旦建立足夠的關係之後，必須要開始評估原來的學校和家庭環境，是否會加重青少年更加的對立反抗。可以試著讓父母親和學校了解，愈花力氣去介入，青少年的行為不一定就會有相對的改善，有時候給與適當的包容和提醒，等到適當的時機再給與建議和說教，說不定可以比較省力，而且比較容易達到效果。

一旦青少年和家人都進入了和治療師合作的階段，接下來的步驟就是要提供適當的情緒管理和學習，例如衝動控制訓練、焦慮或憤怒管理訓練等，都是相當重要而有效的介入方式。如果父母親的親職教養方式也能夠得到適當的修正，就能夠更有效的調整父母親自己的情緒，也能夠對於孩子的行為做更適當的管理和掌握。

在藥物治療方面,如果對立反抗疾患的青少年還有合併其他的精神疾病,包括注意力不足過動疾患、焦慮症和情緒障礙等問題,由於上述這些疾病運用藥物治療的效果較好,如果能先將其他罹患的精神疾病處理得宜,接下來處理對立反抗行為時就會比較單純,可以按照上面所描述的介入步驟來執行。

參、注意力不足／過動疾患(attention deficit/ hyperactive disorder, AD/ HD)

在學校輔導室所舉辦的報告及研討的個案,以及轉介來門診接受心理治療的青少年當中,常見到孩子的問題是源自於注意力不足及過動而造成的相關後遺症。在 DSM-IV 的診斷準則當中針對這一類,特別想要描述的是一群過動、衝動、容易分心的孩子。由於這些孩子主要的生活場所多在學校的環境當中,所以學校老師對於這類孩子的症狀報告,對於診斷有相當重要的參考價值。

此外需要注意的是,由於孩子和當時的適配性,以及許多在觀察上可能形成的誤差,所以在 DSM-IV 的診斷準則當中,希望是要在兩個情境中都出現了相當程度的干擾,如此至少可以減少過度被貼上標籤的判讀偏差。當我們把這些診斷標準變得比較嚴格的時候,會減少可以納入注意力不足和過動個案的數量,在另一方面看來,則是讓這群個案的同質性變得更高,而蒐集到的個案也都是屬於比較嚴重層級的。

注意力不足和過動的孩子,很有可能會嚴重影響到其學業及

人際表現。在我國的教育系統當中，如果嚴重的程度已經可以成為另外一個學習障礙的診斷，或許就可以投入特殊教育的資源來加以協助。在國外，注意力不足和過動的孩子並不符合動用特殊資源的診斷，一定要符合其他項目的學習障礙標準，才能夠動用其他的教育資源。

一、類型

注意力不足和過動的個案主要分成兩類，一類叫作注意力不足型；第二類叫作過動─衝動型，如果兩者都符合，則稱為綜合型。診斷準則如下列所述：

㈠**有關注意力不足**：以下有關注意力不足的描述，需要具備六種和以上的症狀，並且持續超過六個月的時間，造成持續的適應不良以及不符合應有的發展階段

A. 沒有辦法對於細節保持密切的注意，或者常常犯錯

B. 對於維持注意力有困難

C. 當直接和他說話的時候，常常看起來沒有在聽

D. 在不是對立反抗、也不是無法了解的前提下，常常沒有辦法遵守指示，或者沒有辦法完成學校的工作

E. 對於組織交代的任務和活動常常出現困難

F. 對於需要持續注意的工作，採取逃避、討厭、不願意參加的態度

G. 對於活動指派任務所需要帶的東西，常常丟掉

H. 對於外在的刺激常常容易分心

 I. 對於每天的活動常常健忘

（下頁續）

（續上頁）

㈡**有關過動和衝動**：以下有關過動和衝動的描述，需要具備六種和以上的症狀，並且持續超過六個月的時間，造成持續的適應不良以及不符合應有的發展階段

過動

 A.手忙腳亂，坐著的時候扭動不安

 B.當被要求要坐在座位上的時候，常常離開座位

 C.經常不適當的四處奔跑或到處攀爬（在成年人和青少年，常常是一種坐立不安的主觀感覺）

 D.沒有辦法安靜的參加休閒活動

 E.經常處於隨時很活躍的狀態，或者像一個小馬達一樣四處活動

 F.話說過多

衝動

 A.常常問題還沒有問完的時候，就冒出答案

 B.沒有辦法等到輪到他的時候

 C.常常干擾或插入別人的交談或活動當中

附帶說明

• 某些症狀可能在七歲之前，就已經造成明顯的功能障礙

• 某些障礙必須要在兩個或以上的情境都出現以上的適應問題

• 不同的分類

 A.注意力不足過動疾患，合併型

 B.注意力不足過動疾患，注意力不足型

 C.注意力不足過動疾患，過動—衝動型

　　由於注意力不足是許多青少年學習及行為障礙的共同現象，所以這一項症狀對於區分個案是否屬於注意力不足過動疾患，或者是屬於干擾行為疾患、情緒障礙、焦慮症等等問題，並不是一個很好的判別症狀。事實上，我們也可以在學校中看到許多相當衝動的個案，也並沒有合併注意力不足的缺陷；另外，也有一些孩子在上課時沒有辦法專心，但是卻不會出現過動和干擾別人的行為。這兩類無論是在實務工作上或者是研究上的考量，都是極為不同的診斷類型。然而，究竟怎麼樣的行為才叫作過動，事實上有相當多參考的架構需要納入考量。第一個是包括孩子所處的環境對於行為要求嚴格的程度，這個會隨著不同的學校及文化而有所影響。作者有一次接到一個外婆帶著就讀國小的孫女來接受注意力不足過動的檢查，她提到這個孩子無論是在家裡面或者是根據老師的報告，都相當的不專心，不但上課坐不住而且還喜歡跟人家講話。經由與該個案直接會談之後，結果發現這個孩子之前在台北的學校裡所上的課程內容，已經遠遠超過目前學校上的課程內容。對這個孩子而言，重複再聽一次課程沒有辦法引起她的興趣，但是在家裡面玩新的網路遊戲、看新的故事書，她都可以持續的專心，並且維持相當長的時間。從這個例子可以發現，評估與診斷時一定要考慮孩子所處的環境以及文化的差異。另外，也可以和同年齡孩子做比較，考量他的過動和注意力不足，是否已經遠遠超過同年齡孩子所應該表現的程度。

　　由於這是屬於發展性的疾病，所以必須要注意症狀並非是突然出現的，某些注意力不足過動的症狀應該在相當早期就開始出

現，只是隨著年齡的增長，症狀呈現也更加完整而已。在診斷準則當中，認為某些症狀應該在孩子七歲之前就已經出現。在這些症狀達到注意力不足過動的診斷標準之前，就開始呈現，然後隨著疾病逐漸成熟，而症狀也漸漸達到注意力不足過動疾患的這種嚴重度。Barkley等人認為，有許多成年人個案現在已經符合注意力不足過動的診斷，但是在七歲之前並沒有相關的症狀，而且個案幼年時期的症狀需要根據主要照顧者來回顧，很難維持客觀的標準。因此，他建議將七歲之前應該要出現症狀的相關規定刪除，以避免造成混淆。以現在的診斷系統來看，如果現在符合注意力不足過動的診斷，但在七歲之前雖然沒有相關的症狀，卻已經造成一定程度的干擾，則會放在未特殊標明（NOS）的注意力不足過動疾患這個診斷當中。

注意力不足和過動的症狀相當容易合併的診斷是學習障礙、干擾行為疾患、情緒障礙以及青少年的藥物濫用。在臨床的實務經驗當中，以及少年法院追蹤的個案來看，注意力不足過動疾患的確和品行疾患有相當重要的關聯性。這個部分也是許多研究所觀察到的現象。其中最具挑戰性的診斷部分，就是比較早發型的雙極性精神病，其表現出的行為也是情緒波動很大、注意力不集中、做出許多不顧後果而且干擾別人的行為，而事實上這些是躁症的現象。如果我們能夠抓住診斷雙極性精神病的精神，將主要重點放在情緒的波動以及睡眠需求減少上，至於注意力不足以及活動量的部分，都只是情緒高昂和波動下的產物；而注意力不足及過動的診斷，主要重點則是在有限制的情境當中，沒有辦法抵

抗環境的刺激或者遵守規範，但是回到比較熟悉和能夠掌握的環境時，注意力和活動量就比較可以回復下來。由此可知，雙極性精神病和注意力不足過動疾患在本質上是有相當大的差距，臨床工作人員應該要特別加以注意。

　　至於過動和衝動類型的個案，則應該要考慮對立反抗疾患的診斷，然而品行疾患和注意力不足過動疾患共同罹患疾病的可能性其實是更大的。隨著品行疾患進入青少年階段，也必須要再考慮藥物濫用的相關診斷。這些部分在本書的其他章節有更深入的描述。許多注意力不足過動的個案，在學校不但成績表現不好，受到同學排擠，甚至連家長對他都有強烈的情緒，這些不公平的待遇會讓個案累積許多負面情緒，甚至開始採取敵意的態度或者出現攻擊行為。注意力不足過動疾患如果演變成攻擊的行為，對將來預後是一個相當不好的指標。在少年法院的接案經驗當中，已經可以看到這些後遺症隨著年齡的發展，再加上同儕所促成的藥物濫用以及攻擊行為，這個個案已經逐漸朝向品行疾患，甚至年齡再大時可能會具備反社會人格的特質，這是我們最不願意見到的後遺症。

　　針對注意力不足的個案類型，我們必須要提供相關的心理評估，來了解個案的智能已經受到什麼程度的影響。在智力測驗的項目當中，有些項目是需要維持足夠的注意力才能夠完成的，個案的注意力不集中或者是不能維持同一個主題的注意力，會影響個案在這些向度得分的表現。如果再加上個案本來就合併智能障礙的問題，會讓個案的學習顯得更加困難。一般精神疾病如果合

併另一個精神疾病，將來的預後當然比單一的疾病還要不好，這些個案在研究當中也發現容易合併憂鬱和焦慮等問題。例如Bark-ley（1991）就發現，焦慮症個案的兒童至少有三成也合併注意力不足過動疾患的診斷，嚴重憂鬱症的個案，大約也有三成合併注意力不足過動疾患的診斷。這也是我們應該特別加以注意的。對於注意力不足過動的兒童來說，經由測試得到的智能分數，也是將來恢復的過程中相當重要的預後因子。

　　而在未特殊標明的注意力不足過動疾患（ADHD, NOS）這個診斷上面，有些個案症狀相當多，卻沒有符合每一個分類當中至少需要具備六項或以上的基本要求。如果類似這樣的情形，則必須要考慮是屬於未特殊標明的注意力不足過動疾患。可能隨著時間的進行，會逐漸發展成符合診斷的注意力不足過動疾患。相對的，如果一個個案本來符合注意力不足過動疾患的任何一型，隨著時間的進行，某些症狀已經逐漸消失，我們就可以把他描述成注意力不足過動疾患的部分緩解（in partial remission）。

二、流行病學

　　注意力不足和過動的個案大約占青少年總數的 3%至 5%，男生約是女生的三到五倍（之前曾經因為診斷準則的不同，發現青春期之前的兒童，美國大約為 6%，和英國診斷出來的標準相差甚大），其中大部分是屬於過動—衝動型，而且常常合併品行疾患或者是對立反抗疾患。對於學習和溝通的能力，也會造成一定程度的干擾。

　　這些干擾症狀通常在三歲以前就已經出現，但是一直要到學齡階段才會變得特別被注意。其中大約有四分之一的個案，症狀會繼續延伸到青少年，甚至到成年。如果有合併品行疾患，可能會逐漸增加非行行為，有一部分可能會變成反社會的人格。

三、病因學

　　注意力不足過動疾患有多重因子的病因。可以從以下幾個因子加以分析：

(一)大腦結構

　　從神經影像學的檢查可以發現，在大腦額葉血流以及代謝有明顯下降的情形。而其中的正腎上腺素以及多巴胺系統出現障礙。常常會有一些非局部性神經檢查的異常徵兆。這些現象整體可以部分解釋這些個案的衝動控制出現問題。個案衝動的行為，主要是因為大腦皮質抑制的系統出現障礙。所以我們使用中樞神經的刺激劑，來活化網狀活化系統，這個系統可以增加大腦皮質的抑制能力。

(二)基因

　　罹患注意力不足過動疾患的同卵雙生兄弟姐妹，比異卵雙生兄弟姐妹出現的機會顯著較高。這些個案的父母親或兄弟姐妹，也比較容易出現注意力不足和衝動的某些症狀。

㈢心理社會

個案的父親可能呈現出酒癮和反社會的特質，或者具備了過動或衝動的特質。研究也指出，注意力不足過動疾患和情感疾患有類似的家族脆弱性，也就是這兩類的問題常常會出現在同一個家庭當中。

四、預後

此類疾病的預後可能有下列三種情形，分別是：

- 第一種，所有的症狀都會繼續延伸到青少年或成年人，特別是注意力不足的這一群症狀。
- 第二種，在青少年的階段，大部分的症狀都會自己消失。
- 第三種，在青少年階段，反而成為活動過低或者是情緒淡漠的類型。

五、治療原則

對於這些個案，常常需要提供各種不同類型的治療來相互搭配。在個案身上，必須要提供適當的藥物來協助注意力的集中，然後給與教導行為和情緒的管理。至於針對個案父母親，可能需要提供家庭協談和親職教育訓練。在學校環境當中，可能需要對相關的老師實施衛教，甚至使用特殊教育的資源來協助個案。如果個案的行為已經出現了非行行為，可能需要和訓導系統和少年法院互相配合，避免發展成反社會的人格特質。

　　在藥物方面，中樞神經刺激劑可以減少症狀的七成以上。主要是藉由減少個案過動的行為，因此提升了個案的自信心、改善教室的管理以及和父母親的相處，個案也更願意投入後續的衝動控制相關訓練。最常使用的藥物是利他能（Ritalin），常常使用在六歲以上的兒童。由於效果可以維持四到六個小時，一天大約是服用兩次。最主要的目的是要增加個案的注意力，通常注意力增加之後，個案的課業會有改善，並不是這種藥物會增加智能的結果。如果上述藥物失敗，則可以使用抗憂鬱劑，抗憂鬱劑也被證實可以改善個案部分的功能。而且這些藥物是相當安全的。

　　至於針對衝動控制不良或有很嚴重的攻擊行為時，處理的策略則請參照品行疾患章節當中的治療基本原則。

7 藥物、酒精相關疾患及成癮行為

　　在這個章節當中，我們想要討論的是一個日趨嚴重的問題，也就是青少年藥物濫用以及其相關的後遺症。在筆者協助少年法院處理的案例當中，行為問題合併藥物濫用的個案愈來愈多，不僅讓個案原先的行為問題更加惡化，並且在接受相關心理和家族治療期間，如果沒有停用濫用的藥物，常常更會讓治療事倍功半。由於在青少年階段，對於許多行為都有好奇和嘗試的心理，如果再加上同儕的鼓吹甚至是一起使用，藥物濫用習慣的擴散作用是相當驚人的。所以在下面章節當中，希望能讓與青少年工作的相關人員，對於藥物濫用、依賴以及相關精神疾病有一定程度的了解，以便在協助青少年的工作當中，能夠保持警覺的態度。一旦青少年出現藥物濫用和依賴的行為，則需要密集的監控藥物使用情形，甚至透過學校和司法系統的協助，才能夠讓青少年回到正常發展的軌道。

壹、物質相關疾患 (substance-related disorder)

一、案例

　　十二歲的國中生，因為自我傷害行為以及與家人嚴重衝突，而接受輔導室安排會談。長期以來，個案和家人對於晚上回家的時間有許多衝突，而且父母親對於個案交往朋友也有許多意見，導致個案常常不願意回家，或者是在個案勉強回家之後，也會常常出現破壞東西和傷害自己的行為，於是輔導室將其轉介給精神科醫師會談。

　　長期以來個案在成績方面表現不是很理想，但是相當重視人際關係。由於個案的父母親在其國小時工作太忙，沒有時間陪伴個案，於是個案將注意力轉移到同學身上。個案來往的同學大都來自單親家庭，這些同學的父母親也常常沒有時間陪伴他們。於是個案和這些同學很快就可以建立關係，甚至晚上一起出外遊玩，或在這些同學的家中看電視相互陪伴，所以常常會混到很晚還不想回到自己的家中。最近一兩年來，父母親因為開始注意到個案的行為問題，於是減少工作量，增加晚上在家的時間，但是個案晚歸的習慣仍然沒有改變。個案回家後常窩在房間裡面，洗完澡之後回房間睡覺，常常影響到第二天的上學情形。學校老師及輔導老師也都發現個案的精神愈來愈差。

　　最近一兩個月以來，老師發現個案上課不專心的時間愈來愈

長，而且作業也常常都沒交。仔細詢問個案的精神狀況，發現個案專心及注意力的程度明顯下降，而且記憶力也變差了，尤其在最近一兩個月特別嚴重。個案認為這種情況是因為失眠所造成，也不願意多談逐漸更晚回家的這段期間到底是在做哪些事情。老師及同學開始發現個案的脾氣愈來愈暴躁，也出現坐立不安的狀況，甚至在寫字時手還會發抖。這一點個案也顯得十分焦慮，因而轉介來接受精神科醫師的評估。

後續的輔導方式是追蹤會談，輔導老師發現個案想向輔導老師借取高額的費用，理由是因為同學亂買東西怕被父母責罵，希望借這筆錢幫同學暫時墊付花掉的費用。經過老師更仔細的詢問，原來這個月以來，個案和不同年級的同學一起使用搖頭丸，而且頻率愈來愈高。現在個案幾乎沒有心情上課，上學時都和這些同學約定晚上繼續去搖頭 PUB，但是由於剛開始免費使用的搖頭丸，現在都需要補繳費用，讓個案在短時間內沒有辦法湊足這麼多錢，才會想要向老師借用相關的費用。

個案描述剛開始使用搖頭丸的時候，能夠相當輕鬆就忘記許多不愉快的事情。但是使用一段時間之後，發現自己注意力不集中、坐立不安、手開始會發抖，而且明顯地記憶力喪失的情況愈來愈嚴重，自己也相當擔心，但是對於接受後續的協助則是顯得相當猶豫不決。

上面這位同學的表現，剛開始是出現某些行為問題或者是和家人的衝突，最後逐漸和一些容易使用藥物和情緒比較衝動的同儕接觸。經由這些關係的連結，青少年開始認同這些同儕的生活

背景以及調節情緒的方法，便跟著接觸藥物。等到使用藥物之後，藥物相關的問題就會出現，而且隨著使用時間的增加，再加上特定的藥物種類，就可以看到藥物濫用、藥物中毒、藥物戒斷、藥物依賴等相關的症狀。而這時對於藥物相關問題的處理，同時也需要處理藥物使用的背景問題。在生理症狀相當嚴重的時候，如果只是想要用心理的方式來協助個案度過藥物中毒或戒斷症狀，當然效果一定不理想。因此，我們必須要學會如何早期了解藥物使用的相關行為問題，以及持續使用藥物之後可能產生的症狀，這樣才能夠在適當的時間給與協助，並且提供最適合當時個案生理及心理狀態的介入方式。

在 DSM-IV 當中提到的物質（substance），就是指一種藥物（medication）、酒精或者是有毒的物質。而使用這些物質之後，可能產生兩大類跟物質相關的疾病。第一大類就是使用這些物質的過程當中造成的種種症狀，稱為物質使用疾患。另外一群是在長期使用物質一段時間後，可能產生物質誘發的相關身體跟精神問題。而在 DSM-IV 當中，共分作十一大類的物質，再加上多種物質使用或其他（未明的）物質使用。以下將依序介紹物質相關疾患的不同類型、流行病學以及病因等等。

二、物質使用疾患

物質使用疾患（substance use disorder）主要包括了物質濫用及物質依賴兩大類。物質依賴是一種比較長期的藥物使用，並且產生比較全面性的後遺症，對功能也造成全面性的影響。而物質

濫用則是使用物質一段時間，造成個案的功能和適應障礙，雖然有些時候還是可以彌補這些障礙，但是的確在個案某些功能上已經造成影響，只是還沒有到全面影響的程度。我們接下來將對這兩種物質使用的疾患做分開的描述。

(一)物質濫用

物質濫用所描述的情形，是介於病態物質依賴最嚴重的狀態和一般純粹為社交使用某些物質或沒有問題物質之間的程度。事實上，這種界限實在很不容易區分，所以接下來我們從 DSM-IV 物質濫用的診斷準則來看。

診斷準則中提到的準則 A，是指一種適應不良的物質使用方式，因而造成明顯的功能障礙和相當程度的困擾，必須要符合以下所描述的情形至少一項或以上，而且這個情形必須要在過去十二個月當中發生這樣的情形（這些症狀不可以已經嚴重到符合物質依賴的程度）：

1. 因為重複使用這些物質，造成了沒有辦法完成主要角色的責任，包括在工作、學業，或者是家庭的角色（例如一再被停職、學習、退學、忽略小孩和家庭的工作）。

2. 重複使用這些物質，而且在可能會對身體造成傷害的情境下都還在使用（使用物質之後還開車、操作機器，而且造成功能的障礙還繼續這樣使用）。

3. 不斷地涉入相關的法律問題（例如因為物質相關的混亂行為而被逮捕）。

4.重複使用這些物質，即使這些物質已經造成了持續的人際和社交問題，或者某些人際關係因為這些物質而惡化，仍然繼續使用這些物質（例如因為酒醉和人家打架，而造成和配偶之間的衝突）。

(二)物質依賴

　　物質依賴所描述的是一種長期適應不良的物質使用，至少符合七個症狀裡面的三個或以上，而且必須要持續維持十二個月。其中耐受性和戒斷的症狀，主要是因為生理的依賴所造成的。以下是診斷準則的內容。所謂物質的依賴，是一種適應不良的使用物質習慣，導致臨床上已經顯著的障礙或者是明顯的困擾，至少必須要在以下的準則當中符合三項或以上，而且在過去十二個月當中的任何一個時間都是如此。

1.耐受性增加（符合以下兩項當中的一項）：對於物質用量的需要明顯增加，才能夠達到中毒或預期的藥物效果；或者是使用同樣劑量但是物質效果卻明顯下降。

2.戒斷症狀（符合以下兩項當中的一項）：合乎診斷準則當中所列出這個物質的典型戒斷症狀；或者是必須要在服用同樣的物質，來紓解或避免戒斷症狀的產生。

3.這個物質比自己原來想使用的量還要多，或者使用的時間還要長。

4.雖然一直想要減少或者是控制這些物質的使用，但是卻沒有辦法成功。

5.花了相當多的時間來取得這些物質、使用這些物質，或者從這些物質的使用後回復到正常的狀態。

6.因為這個物質的使用，必須要減少或放棄重要的社交、職業以及娛樂活動。

7.雖然明知道這個物質可能會導致或者是惡化重複發生的身心症狀，仍然繼續使用這些物質。

特別標明：

- 合併生理的依賴：有證據顯示有耐受性或戒斷的症狀。
- 沒有合併生理的依賴：沒有證據顯示有耐受性或戒斷症狀。
- 病程的特別標明（註：進入緩解期，一定要在已經沒有接受促進劑的治療，或是不處於被控制的環境當中，才可以稱作緩解的階段）。
- 早期完全緩解：完全不符合藥物依賴和濫用的診斷準則至少一個月，少於十二個月。
- 持續的完全緩解：完全不符合藥物依賴和濫用的診斷準則，超過十二個月。
- 持續的部分緩解：符合至少一項依賴或濫用的診斷準則，但是沒有完全符合到依賴和耐用的程度，這種情況超過十二個月。

接受特殊治療的特別標明：

- 個案正在接受促進劑的治療。
- 個案正處於被控制的環境當中。

三、物質誘發疾患

物質誘發疾患的兩個主要診斷，包括物質中毒和物質戒斷的症候群。如果因為使用這些物質而引起憂鬱症狀，則必須診斷為情感疾患範疇中的物質誘發情感疾患。同樣地，如果因物質而造成焦慮相關的問題，則必須放在焦慮症的診斷範圍內。

四、流行病學

在美國的調查研究中，大約有三分之一的人口曾經嘗試過大麻，而有 11%嘗試過古柯鹼。而現今的情況是，十八歲以上的美國人大約有 15%以上有嚴重的物質使用問題，而其中三分之二到四分之三的病患，常常合併其他精神疾病。在臨床診斷中，就如同上面的案例，我們一定要考慮可能有雙重的診斷，也就是精神疾病的診斷再加上物質相關疾患的診斷。

至於這些個案使用不同物質的終生盛行率，有 13.5%的人酒精濫用、有 6.1%除了酒精以外還有其他的物質濫用、有 3.2%除了物質濫用之外同時合併其他精神疾病，還有 1.1%是酒精加上其他的藥物濫用。如果以鴉片依賴來看，大約有七成的個案同時合併其他的診斷，包括了情感疾患、反社會人格、焦慮症，顯示這種藥物依賴大都是合併精神科的疾病。而且，大約有八成的藥物使用個案，在藥物濫用期間之外，也符合精神科的另一項診斷，這顯示出他們原來就是有精神疾病的一群特殊族群，只是在某些階段時同時出現兩個問題，或者想要用藥物來處理某些部分的精

神症狀（例如減輕焦慮或者是憂鬱）。而海洛英濫用的個案，約有一成曾經自殺過兩次以上，這一點也提醒了我們要注意這些個案的高危險性。

　　針對這些個案合併這麼多精神疾病的原因，以下提出了兩種假設：第一種就是，藥物濫用可能會讓某些精神疾病體質的人提早誘發原來精神疾病體質的出現。其中最好的例子就是安非他命的濫用，因為安非他命會導致腦中多巴胺的上升，而多巴胺正好是許多精神分裂症病患腦中不平衡的物質，如果在國中階段就開始使用安非他命，可能提早挑起精神分裂症體質的個案，讓他提早發病，甚至在停用安非他命之後，精神分裂症的體質已經被挑起了，相關的精神症狀也不會因為藥物停用一段時間而消失。

　　另外一種假設就是，由於這些物質使用的病患本來就有精神疾病的診斷，他使用某些物質是希望能夠自我治療自己的症狀。例如出現憂鬱和負向症狀的個案，會使用某些提振精神的藥物；或者在治療當中，我們常常可以發現個案去使用酒精或香菸等的物質，希望能夠解除精神疾病治療時產生的藥物副作用，但這樣錯誤的方式卻讓個案又罹患另一類精神疾病，也就是物質使用疾患。

　　這群個案大都在成年之前就開始使用物質，濫用的高峰大約是在二十歲到三十歲之間，在四十歲之後則危險性下降。另外，揮發性的藥物濫用則大都是在青少年階段。藥物濫用的形態必須要看使用的藥物而定，如果是比較不強烈的藥物會比較傾向間歇性的使用，可能在於受到同儕鼓舞或者是遭遇壓力、情緒等問題

時才使用;如果是比較具有成癮性的藥物則大都會是長期及持續的使用。事實上,大部分個案都有多種物質使用的傾向,例如有九成的鴉片濫用個案,同時也合併使用口服或針劑的鎮靜劑。

藥物的種類也會影響使用者的習慣,例如強力膠的個案常常是實驗性的,或者是使用其他成癮藥物中間暫時使用的,其中只有20%會變成慢性或者是多種物質濫用的人。而現在常被濫用的搖頭丸,則是為了想要暫時忘記不愉快的事情,所以在娛樂和舞會場所用到的機會比較多,離開這些場所之後,這些青少年反而比較不會繼續使用。

這種濫用藥物的個案,除非已經產生了強烈的身體症狀,否則不容易主動求助,常見到的是其家屬以半強迫的方式為個案求助。以鴉片濫用者為例,其中大約只有三分之一的個案會接觸相關的治療。至於從開始濫用藥物到個案主動尋求相關治療與協助,這段期間通常需要四到九年。

五、病因學

藥物濫用的病因學通常需要結合各種因素一起考量,當然也和後續的介入有關。

㈠生物學的因素

雖然可能有基因方面的相關因素影響,但是沒有辦法只針對單一因素獨立考量,必須要加入環境因素一起考慮。有多種藥物濫用情形的人和大腦的某些結構有關,除了蒼白核之外,也考慮

和鴉片、多巴胺、血清素接受器的異常有關。尤其對於渴求藥物的行為，藥理學的研究發現和腦部某些部位的多巴胺上升有關。因此，在藥物治療的時候常常需要給與多巴胺的拮抗劑或血清素再吸收抑制劑（也就是促進血清素的分泌，希望能夠減少渴求藥物的行為）。

(二)心理及社會的因素

從心理社會的角度來看，有些個案使用藥物是想要調節自己的情緒。當個案有許多不愉快的事情想要忘記時，可以藉由搖頭丸的藥效再加上音樂的催化，來促進身體的劇烈運動，直接得到紓解心情的效果。若再加上環境的互動，也就是有許多聲光刺激，以及好朋友一起使用這些藥物，而藥物本身也有直接的效果相互作用之後，就可以得到增強。

在海洛英濫用的個案當中，發現這些個案有 50%是來自於單親家庭。而在酒精濫用的家庭當中，其父母親有相當高的比例也是酒精濫用個案。這個和心理學當中的示範機轉相當有關，因為在這些家庭當中，父母親示範在情緒障礙的時候使用酒精來解決情緒問題，甚至邀約尚未成年的孩子也使用酒精，完全不管社會的一些規範。這是相當不好的一種示範。

當然許多青少年藥物濫用的問題還包括了同儕鼓勵的因素，青少年藉由藥物使用的機會與同儕聚會同歡，並且藉由這樣的活動得到相互之間的支持。從現在社會新聞及實際案例的報導發現，許多學生就是藉由這樣的機會擔任起藥頭，並且憑藉著同儕的力

量吸引更多的學生使用藥物。

六、不同藥物的使用方式、特色以及戒斷症狀的比較

藥品分類	濫用藥品	行為改變	生理反應	實驗室檢查
鴉片類	• 鴉片 • 嗎啡／Methadone（長效 12 至 24 小時） • 海洛英（效果為嗎啡的兩倍）→最常用 • Pentazocine	• 欣快感 • 想睡，活動量下降 • 性欲、食欲皆下降 • 人格改變 • 中毒三大症狀： 　1.縮瞳 　2.呼吸抑制 　3.昏迷	• 縮瞳 • 心跳下降、便秘、噁心 • 手腳及鼠蹊部有針孔	• 24 小時內血液偵測 • 戒斷症狀 　1.開始 4 小時→28 至 48 小時達到高峰→維持 7 至 10 天 　2.求藥行為 　3.躁動 　4.心跳及發汗量增加 　5.腹瀉，腹絞痛 　6.雞皮疙瘩
	• 古柯鹼（咀嚼、吸入、IV） 　1.快克為最強的古柯鹼結晶 　2.以煙吸入後快速達到欣快感，具有強烈成癮性	• 欣快感 • 亢奮 • 妄想、幻覺（蟲爬感） • 意識混亂	• 散瞳 • 血壓、心跳、體溫均上升：嚴重者心跳呼吸停止→中風 • 顫抖 • 吸入者鼻中隔穿孔 • 抽搐	• 戒斷症狀 　1.求藥行為 　2.失眠、憂鬱 　3.躁動

（下頁續）

（續上頁）

交感刺激劑	甲基安非他命(speed)（ice＝純粹的甲基安非他命）	● 欣快感 ● 活動量上升→易怒→攻擊性 ● 陽痿 ● 妄想及幻覺（VH & TH）	● 散瞳 ● 血壓、心跳、體溫均上升 ● 發抖、抽筋 ● 吸入者鼻中隔穿孔	● 血中及尿中 48 小時內 ● 戒斷症狀：心情低落，全身無力
欣快物質	搖頭丸（MDMA 英文稱 ecstasy）→ 為娛樂用（3,4 甲基－ene 雙氧甲基－安非他命）	● 欣快感 ● 亢奮 ● 知覺感受度上升 ● 妄想、幻覺（蟲爬感）	● 食欲下降 ● 心跳上升 ● 下顎張緊、磨牙 ● 出汗猛爆性高溫 ● 散在性血管內凝血（DIC）	
幻覺劑	● LSD ● 香菇毒素（Psilocybin） ● Mescaline（Peyote） ● DET、DMT、DOM、MDA	● 用藥後 1 小時出現 flashback（瞬間經驗再現）＝幾何圖形幻覺，移動物體有軌跡，物體旁有光圈，巨視症，微視症 →症狀維持 8 至 12 小時 →1 年後仍可能出現症狀 ● 視幻覺、關係妄想 ● 判斷力下降→錯誤的強壯感 ● 失真感、失現實感	● 散瞳 ● 心跳、血壓上升 ● 結膜充血 ● 步態不穩	● 無 ● 無戒斷症狀

（下頁續）

（續上頁）

大麻	活化物質為Δ-9-4氫大麻醇（THC）→為強力欣快感物質	• 欣快感，放鬆 • 知覺感受度上升 • flashback • 大麻精神症：精神症狀合併失去現實感 • 長期使用：「無動機症候群」＝失去能量、不願工作、漠不關心	• 口乾 • 心跳上升 • 呼吸道敏感	• 無戒斷症狀
中樞抑制劑	• 巴比妥鹽 • Metha-qualone • Meprobamate • BZD（大部分鎮靜安眠藥物為此類） • Glutethimide	• 嗜睡 • 注意力不集中 • 意識混亂	• 縮瞳 • 血壓下降 • 抽搐 • 譫妄 • 步態不穩	• 血中可測得 • 戒斷症狀 　1. 巴比妥鹽：焦慮→無食欲→抽搐 　2. BZD：焦慮
揮發性碳水化合物	石油製品 強力膠 苯 輕油	• 初期：欣快感→去抑制 • 晚期：淡漠、判斷力下降 • 意識模糊 • 說話模糊 • 步態不穩 • 50%出現幻覺及妄想 • 每天使用超過6個月→造成永久腦傷	• 呼吸有臭味 • 心跳上升→心室震顫 • 傷害腦、肝臟、腎臟、心肌	受傷害組織功能指數上升（如GOT上升）
酒精類	乙醇	注意力、記憶力均下降→判斷力差→情緒失控→攻擊性	• 眼震 • 臉發紅 • 步態不穩 • 說話模糊	• 血中濃度100-200mg/dL

（下頁續）

（續上頁）

尼古丁	香菸重要成分 快速成癮＋強烈環境制約 常合併酒精或大麻			• 戒斷症狀（t1/2＝2小時） 1.求菸行為 2.易怒、焦慮 3.挫折感 4.心跳下降、食欲上升
咖啡因	咖啡重要成分	• 使用過量時會出現：坐立不安、亢奮、失眠利尿、胃腸障礙、肌肉抽動、不易疲勞 • 太高劑量：加重焦慮及精神疾病	心跳、血壓上升	• 戒斷症狀：頭痛持續4至5天 • 有耐受性

整理自 Sadock 等人（2001）

貳、酒精相關的問題

與一般的藥物不同的是，酒精的取得相當容易，而且喝酒的行為在某些文化中反而是被接受的。這樣的情形與前面所敘述的藥物，是非法而且無法公開的在合法環境中使用，是有很大的不同。由於酒精是如此普遍，而且很可能被周遭的文化所接受，所以酒精濫用和酒精依賴反而形成了相當嚴重的問題。我們常常提到的酒癮（alcoholism），在定義上是特別強調不斷重複使用酒精，已經影響生活多個層面的功能，並且造成許多生活的困擾等障礙，但是這個人仍然繼續使用酒精的這一個現象。事實上，就

如同藥物相關的疾病一樣，酒精相關的問題也可以分成中毒、戒斷、依賴以及濫用等相關問題。以下介紹酒精相關的疾病與問題。

一、酒精相關疾病

在 DSM-IV 當中，酒精相關疾病則包括了以下表格當中所描述的。

酒精相關的疾病	
酒精使用疾患	• 酒精依賴 • 酒精濫用
酒精誘發疾患	• 酒精中毒 　→酒精中毒譫妄 • 酒精戒斷 　→酒精戒斷譫妄 • 酒精誘發失智症 • 酒精誘發記憶障礙 • 酒精誘發精神病 • 酒精誘發情緒障礙 • 酒精誘發焦慮症 • 酒精誘發性功能障礙 • 酒精誘發睡眠障礙

二、酒精濫用與依賴的診斷準則

以下分別敘述酒精濫用與酒精依賴的診斷準則。

(一)酒精濫用

　　酒精濫用是一種適應不良的酒精使用方式，造成明顯的功能障礙和相當程度的困擾，必須要符合以下所描述的情形至少一項或以上，而且這個情形必須要在過去的十二個月當中發生這樣的情形（這些症狀不可以已經嚴重到符合酒精依賴的程度）：

1. 因為重複地使用這些酒精，造成了沒有辦法完成主要角色的責任，包括在工作、學業或者是家庭的角色（例如一再的被停職、學習、退學、忽略小孩和家庭的工作）。

2. 重複地使用這些酒精，而且在可能會對身體造成傷害的情境都還在使用（使用酒精之後還開車、操作機器，而且造成功能的障礙還繼續這樣使用）。

3. 重複地發生與酒精相關的法律問題（例如因為酒精相關的混亂行為而被逮捕）。

4. 重複的使用這些酒精，即使這些酒精已經造成了持續的人際和社交問題，或者某些人際關係因為這些酒精而惡化，仍然繼續使用這些酒精（例如因為酒醉，和人家打架而造成和配偶之間的衝突）。

(二)酒精依賴

　　所謂的酒精依賴，是指一種適應不良的使用酒精習慣，導致於臨床上已經產生顯著的障礙，或者是明顯的困擾，至少必須要在以下的準則當中符合三項或三項以上，而且在過去十二個月當

中的任何一個時間都是如此。

1. 耐受性增加（符合以下兩項當中的一項）：可能是出現需要明顯的增加酒精的用量，才能夠達到中毒或預期的藥物效果；或者是使用同樣劑量的這些酒精，但是酒精的效果卻明顯下降。

2. 戒斷症狀（符合以下兩項當中的一項）：合乎診斷準則當中列出的這個酒精的典型戒斷症狀；或者是必須要服用同樣的酒精，來紓解或避免戒斷症狀的產生。

3. 這個酒精比自己原來想使用的量還要多，或者使用的時間還要長。

4. 雖然一直想要減少或者是控制這些酒精的使用，但是卻沒有辦法成功。

5. 花了相當多的時間來取得這些酒精、使用這些酒精，或者從這些酒精的使用後回復到正常的狀態。

6. 因為這個酒精的使用，必須要減少或放棄重要的社交、職業以及娛樂的活動。

7. 雖然明知道這個酒精可能會導致或者是惡化重複發生的身心症狀，仍然繼續使用酒精。

三、流行病學

從美國的流行病學調查中發現，一般人當中大約有一成的酒癮個案。Schuckitt 醫師所做的酒癮流行病學調查發現，酒精濫用的男性大約有一成，女性大約有 5%；酒精依賴的個案男性大約

是一成，而女生大約是 3%至 5%左右。而在一般社區的調查當中，發現大約有二到三成的病患，有著酒精相關的身體障礙或功能的障礙。最近幾年內，女性和青少年使用酒精或出現與酒精相關的問題有明顯增加的趨勢。

關於酒精的使用，男性大約是從青少年晚期和二十歲出頭開始，之後逐漸上升，常常到了三十歲左右，才發現已經成為酒精依賴。女性則是開始使用酒精的年齡比較晚，而且常常一個人喝，所以比較容易合併憂鬱症，有比較多的身體後遺症。男性酒癮個案大約是女性的四倍。

酒癮個案容易合併其他精神的疾病，包括了反社會人格、其他藥物依賴、躁症、精神分裂症、恐慌症、嚴重憂鬱症。容易有喝酒問題的環境包括有：沒有適當限制的工作場所、工作的時候沒有人監督、很容易拿到酒精的相關職業（賣酒的人、常常旅行的人、娛樂事業、醫療人員）、工作常常需要移動……等因素。

四、病因學

從遺傳和基因的影響來看，有研究指出，一等血親內如果有酒癮的個案，出現酒癮的機會大約是一般人的七倍。如此的家庭因素關聯性，強烈的指出酒癮的父親容易有酒癮的小孩。在領養研究當中，發現酒癮個案的小孩，不論讓正常或酒癮的養父母所撫養，得到酒癮的機會是一般人的四倍左右。而酒癮個案的小孩，讓正常的父母親所撫養，得到其他精神疾病的機會和一般人差不多。但是酒癮個案的兄弟，在小時候出現品行疾患的機會比一般

人還要高。可見酒癮和反社會人格是兩個獨立的基因。

　　從生物學的角度來看，酒精對於多重系統都造成影響，包括了多巴胺（藍核的多巴胺上升，和酒精的渴求行為有關）。而酒精可以藉由血清素來影響多巴胺的上升，因此也促成了前面所謂的多巴胺造成的渴求行為。亞洲人由於容易出現喝酒之後的中毒反應（臉紅、頭暈、頭痛），所以比較不容易產生酒癮。

　　從心理社會的角度來看，並沒有所謂的酒癮人格。由於父母親喝酒的行為，會讓個案學習到喝酒行為是被允許的，而且當面臨壓力的時候，也很可能會採取喝酒的方式來紓解壓力。在實際的接案經驗當中，許多酒癮的家庭可能會出現兩種情況，第一種就是特別討厭喝酒的小孩；另外一種則是學習父母親濫用酒精的行為，也會學習父母親處理情緒的其他不良方式。在喝酒的過程中，可以暫時得到放鬆的效果，也可暫時不用去想不愉快的事情，這樣的機制其實與鎮靜劑的使用相當類似。前面提到過，在某些文化當中是比較可以接受喝酒的，甚至在勞動的工作環境下，喝酒行為被重新包裝過，認為酒精當中含有補藥，多使用酒精其實可以消除疲勞增強體力。這樣的文化和職業的環境，也是酒癮容易產生的社會背景。

五、處理原則

　　主要在於了解及評估酒精相關疾病和障礙，以下將須評估的不同系統以及可能出現的身體障礙，整理成表格說明如下。

不同的系統	可能出現的身體障礙
中樞神經	● 戒斷症狀 ● 震顫性譫妄（delirium tremens） 　*1.* 主要的症狀是：幻覺、妄想症、意識恍惚、躁動、自主神經過度亢奮 　*2.* 發生在 1%至 3%的酒癮個案 　*3.* 通常出現在戒斷之後的一到四天，之前可能有腦部受傷 　*4.* 主要腦部受傷的區域是網狀活化系統 ● 酒精性幻覺 　*1.* 症狀表現：在意識清楚的時候，主要是聽到批評他的聲音（前面的譫妄是在意識恍惚的時候） 　*2.* 特色：大部分都是過渡性的，除非症狀持續六個月以上，則可能和後續的精神分裂症有關（50%），而且會合併其他記憶力和認知的障礙 ● Wernicke 腦病變 　*1.* 症狀：意識障礙、眼球震顫以及肌肉癱瘓、步伐不穩 　*2.* 病因：因為長期使用酒精造成 Thiamine 缺乏，造成丘腦、下視丘、乳頭體急性退化 　*3.* 給與適當的補充 Thiamine 之後，大部分的症狀都會緩解，有一部分的個案會逐漸演變成 Korsakoff's 精神病 ● Korsakoff's 精神病 　*1.* 症狀：沒有辦法形成新的近期記憶，逆行性失憶。因此開始產生妄談（confabulation）。大部分的智能和意識都保持正常

（下頁續）

（續上頁）

	2.特色：主要出現問題的地方是腦幹、丘腦、下視丘和乳頭體。可能是 Wernicke 腦病變繼續延伸下來的病變。也就是說，Wernicke 腦病變是處遇急性期的表現，而 Korsakoff 是屬於殘餘期和慢性期的表現 3.治療：即使給與 Thiamine 的補充，只有 20% 的個案會恢復或改善。有 50% 的個案如果長期服用 Thiamine，也可以獲得一定程度的改善。 • 酒精性、持續的失智症 　1.症狀：酒精造成的記憶喪失，常常是輕度的、可逆性的 　2.特色：大部分在停止酒精之後可以部分恢復。很少發生在四十歲以前，個案大都是合併中樞神經系統或者使肝臟受到酒精性傷害為主 • 癲癇
相關的精神疾病	• 自殺、自我傷害 • 暴力和攻擊的行為 • 法律相關的問題 • 性功能障礙：陽痿、性欲下降
肝臟的損害	• 因為長期喝酒來取代正常的飲食，造成許多營養不良 • 剛開始的時候會呈現脂肪肝、後續酒精性肝炎，再來造成肝臟的硬化。大都是喝酒超過十年以上的個案
血液的障礙	• 貧血：主要來自於吸收不良、失血 • 維生素營養不良：尤其是維生素 B_{12} 和葉酸

（下頁續）

（續上頁）

心理和社會	• 在身體障礙幾年之前就開始發生心理和社會的障礙
	• 家庭和婚姻的困境
	1. 可能造成家庭暴力、身體和性的虐待
	2. 為人父母後，增加孩子人際及學校適應的困難
	3. 嚴重的家庭經濟受到影響：失業大約是一般人的二到三倍
	• 增加社會犯罪
	• 造成車禍以及相關的身體後遺症

整理自 Sadock 等人（2001）

六、治療的原則

　　無論是酒癮或是藥癮，剛開始都必須判讀個案的生理症狀是否處在急性中毒的階段，使用藥物快速協助個案恢復情緒穩定的狀態，並且對於個案長期使用酒精或者是藥物所造成的身體後遺症加以調養和處理。如果可能有合併的精神疾病，也必須協助這些疾病的診斷和正確的治療，這樣可以將問題的範圍縮小，專心來處理後續的復發（也就是再度使用酒精或者是非法的藥物）。至於協助預防復發，則可以採取Prochaska和他的同事（1992）所提出的行為改變階段，並且在不同的階段給與最適當的協助，以下我們來看看這些階段以及我們應該要怎麼做。

階段	階段的特色	處理的原則
沈思前期 pre-contemplation	個案不認為自己的喝酒造成了生活的問題，或者個案不認為自己有改變的必要	• 了解個案對於酒精以及後遺症的個人觀點 • 提供客觀的身體檢查、了解個案周遭人對飲酒的看法 • 對於各種檢查、個案喝酒的習慣做一些整理，並且邀請家屬加入 • 鼓勵個案持續接受評估 • 個案還沒有準備好，不要急著加以面質
沈思期 contemplation	剛開始覺察到喝酒的問題，仍然喝酒，對於是否要戒酒猶豫不決	• 了解個案對於喝酒的好處以及壞處詳細的看法 • 協助個案能夠探討內在的衝突 • 協助個案了解自己的憤怒、罪惡感、受到屈辱的情緒探討 • 了解個案期待能夠控制或者是停止喝酒 • 主要的目標是協助個案澄清種種矛盾的情緒：除非個案決定要戒酒，不然不要進入行動的建議
準備期	個案已經下決心要改變，甚至已經開始有小的改變	• 澄清個案的目標：停止喝酒、控制喝酒或者只是想要了解問題 • 如果個案希望停止喝酒，開始考慮各種治療的方法 • 如果個案仍然猶豫是否要戒酒，建

（下頁續）

（續上頁）

		議個案進入相關的諮詢 • 了解個案的自我效能，並且加以支持「你可以做到的」 • 協助個案建立行動計畫，主要是要協助個案從各種方法當中選出適合、切實可行的方法
行動期	開始有些改變，處遇嘗試錯誤的階段，而且剛開始有小的復發	• 直接朝向行動取向的治療：直接要求個案採取行動來戒酒 • 避免過度被動、完全隨著個案意願決定的治療方式 • 如果出現嘗試錯誤的過程，繼續協助個案澄清真正的需求是什麼 • 提供個案最適當的樂觀態度，以及恰當的支持 • 協助個案進入自助系統 • 如果比較孤僻的個案，可能沒有辦法參加團體，需要專業人員個別的協助 • 參加自助團體成功的原則： 　1. 了解有哪些特質的成員參加團體 　2. 讓個案同時參加好幾個團體，再選擇一個最適合他的 　3. 常常有義工可以協助個案更加迅速的進入團體，並且提供足夠的協助

（下頁續）

（續上頁）

維持期	新的行為模式已經建立穩固，採取預防復發的技術來維持個案這個行為改變	• 協助個案找出高危險的情境 • 協助個案探索渴求酒精行為的情緒、認知以及行為，並且加以修正 • 協助個案能夠區分想要喝酒的欲望，以及真正的復發。對於差一點又復發的種種情境，協助個案將這些情境當作是一種磨練和挑戰，而不是挫敗感 • 這些技術必須要在個案已經達成完全停用酒精的階段才開始適用
預防復發期	放棄繼續維持新的行為。開始進入新的循環	• 評估是否已經完全復發 • 如果已經復發，重新進入上述的階段和治療循環

8 青少年會談的基本原則

　　在一般的成人會談當中，大部分個案在接受評估時，不僅表達比較具體，而且具備較高的求助動機。由於成年人對於自己精神狀態的描述較為清楚，因此在接受評估前，這些個案已經自行稍微整理過相關的症狀，或者已經和其他心埋衛生人員討論過，所以治療者在進行評估時顯得比較順暢。

　　在我們近幾年的經驗當中，對於青少年個案的會談，主要來自各個學校的轉介，或者來自少年法院轉介保護管束少年的評估。這兩種類型的個案所遭遇的問題相當不同，而且往往都是非自願的個案，需要更多的會談技巧，才能夠蒐集到比較完整的資訊。我們希望藉由這些會談的經驗，能夠整理出一些比較淺顯易懂的原則，讓從事青少年心理衛生工作的相關人員，甚至是青少年的家長，比較能掌握到和青少年個案會談的原則。

會談的基本架構

一、案例

十七歲女生，從高中輟學，由少年法院轉介前來會談。個案由母親帶來，穿著全身黑色的衣服，表情淡漠。剛開始進入會談室時不發一語，大部分症狀都是由陪同的父母親描述。父親描述說，個案由於長期蹺課，擔心會被退學，所以暫時休學在家。父母親限制個案不可以和一起蹺課的同學聯繫，所以大半年的時間，個案幾乎整天在家睡覺。最近，個案在網路上認識一些新朋友，於是個案開始外出，並嘗試服用搖頭丸，之後情緒變得相當容易激動，而且和父母親產生衝突的機會愈來愈多。這一次由於和家人衝突的時候，拿著廚房的菜刀將餐廳的門砍破，於是家人通知少年隊加以制伏，接受後續的保護管束。

在會談當中，青少年從本來淡漠的表情，隨著家人描述她的行為問題，並且加上許多批判和情緒性的字眼之後，青少年個案開始激動，對於父母親所描述的行為加以咆哮和打斷，讓父母親及青少年的會談暫時沒有辦法進行。在對青少年的情緒加以安撫，並且建議父母親可以暫時分開會談後，青少年的情緒才平復下來。

青少年剛開始的態度相當防衛，認為治療師和法院是協助父母親來管理她的幫兇，不會給她公平的對待，所以認為我們想要怎麼樣都可以，根本不需要再問她，也不相信我會重視她的意見。

治療師同理個案的感受，並且告知個案會談的基本目的和流程，以及對這一次會談所蒐集的資料，會盡量客觀，協助雙方都能夠清楚的表達自己的意見，如果需要保密的部分，不是傷害自己或別人的行為，治療師一定會先詢問她哪些部分不想讓爸爸媽媽或法院知道，因為每個人都有他自己的秘密。青少年的情緒比較穩定，雖然仍然保持部分的防衛和不相信，至少開始願意描述自己的問題形成、相關的行為及想法，以及開始討論會談想要達到的效果。我們向青少年再度保證，也會對父母親的部分蒐集資料，並且協助父母親調整和青少年相處的方式，蒐集到的資料也會公平的採取雙方的意見，並且和青少年約定後續的心理衡鑑、家族會談、個別心理治療的評估，以及適當的介紹團體心理治療。最後青少年及家屬都在心情穩定的情況下接受評估和會談，並且離開會談室的時候，沒有再有後續的爭吵。

二、需要蒐集的主要資料

蒐集資料的項目	項目內容
主要的症狀、接受轉介的原因	• 評估青少年覺得最困擾的症狀 • 評估父母親覺得最困擾的症狀 • 評估學校、司法系統認為需要改善的症狀
當前病史	• 了解問題如何形成 • 父母親對於這個問題的態度 • 青少年對這個問題的態度

（下頁續）

（續上頁）

	• 症狀對於家庭、學校及環境造成的影響範圍 • 曾經接受過的評估和治療 　1.精神科的評估、藥物治療、住院 　2.司法系統的評估、矯正、保護管束 　3.學校系統的評估、課業及生活的輔導 　4.過去曾經接受過的心理衡鑑 　5.過去曾經接受過的心理治療以及效果
當前的發展狀態	• 生活的習慣：如何安排時間、如何自我管理 • 人際關係：衝突、缺乏朋友、分手或失落、角色適應的問題 • 精神狀態：情緒、認知、行為 • 危險評估 • 性的發展 • 和家庭成員、重要他人的關係
對於行為、情緒和心理的症狀加以整理	• 對於個案當前的情緒和行為問題，加上發展階段的相關資料，形成初步的整理和概念化 • 決定後續的心理評估和心理治療將要針對哪些症狀加以澄清和處理 • 概念化的部分，需要和父母親、轉介的系統相互溝通，形成一個共同的概念化
了解系統生理症狀及障礙	• 個案過去是否有系統性的生理疾病 • 個案之前是否有腦部受傷以及癲癇等中樞神經的問題 • 個案是否有神經系統發展的問題

（下頁續）

（續上頁）

	• 個案過去是否有過開刀的病史 • 個案當前和過去是否有藥物濫用的病史
過去的精神病史	• 個案是否曾經有過相關的精神疾病 • 個案是否曾經為精神疾病而住院、接受藥物或心理治療 • 個案過去精神症狀的形成過程、治療效果，和這一次再度生病期間，中間功能恢復以及治療的情形
發展史	• 懷孕和生產的過程當中是否有任何的身體後遺症 • 個案在新生兒、嬰兒以及兒童早期，是否達到正常的發展或有任何的障礙 • 個案不同階段的發展，是否落在正常範圍內或是有任何的障礙，包括了 　*1.* 運動 　*2.* 認知 　*3.* 語言 　*4.* 社交和人際 　*5.* 學業及校外的學習 　*6.* 創傷的事件以及造成的影響
家族史	• 父母親是否有精神疾病 • 父母親是否有藥物濫用 • 父親是否有情緒障礙和人格方面的問題 • 個案和家人 　*1.* 誰的關係比較緊密？

（下頁續）

（續上頁）

	*2.*誰的關係比較疏遠？
	*3.*誰的關係衝突比較大？
	• 家人的精神疾病對於個案造成的影響
家庭生活周期	• 處在家庭生活周期的哪一個階段
	• 轉換過程中遇到哪些困境
	• 哪些家人已經做了調適和彈性
	• 哪些家人仍然停留在前一個發展階段
當前家庭的困境、資源、最關心的內容	• 家庭主要的壓力來源
	*1.*經濟困境
	*2.*交通的方便性
	*3.*關係的不穩定和衝突
	*4.*就業問題
	*5.*青少年的學業以及學校的適應
	*6.*警察及司法系統的相關問題
	• 家庭就近的資源以及使用的情形
	*1.*和青少年的老師、輔導老師的聯繫

三、會談的基本原則

　　與青少年會談，可能需要多次或多個系統的進行資料蒐集。青少年個案對於會談配合的程度，常常會隨著會談當時的精神狀態以及情緒而有相當大的起伏。許多青少年對於情緒和行為的問題，常常不希望尋求協助，而且最好是能夠不用再來接受會談和心理治療，所以對於評估傾向於否認自己的相關行為和症狀，或

者因為怕煩，不想談論太多有關於自己的行為。如果純粹根據青
少年單獨會談的資料就想要下診斷，最常遇到的狀況是，父母親
和老師都認為青少年有極度的行為障礙，但是根據青少年所提供
的資料，常常認為是父母及老師多心。事實上，青少年對於自己
在學校許多衝突的情形，常常認為不重要，或者不需要跟治療師
說，容易造成治療師的誤判。因此我們蒐集資料的來源必須包括
以下幾個部分。

(一)青少年自己所描述的

　　仍會有許多青少年願意報告自己的症狀，比較重要的是了解
青少年對於這些情緒和行為問題的觀點，這個部分會反映出他對
於後續治療的意願以及願意配合的程度。某些症狀一定需要青少
年自己報告，沒有辦法靠周遭的人提供，包括憂鬱症狀、自殺想
法、幻覺、妄想、對於厭食和暴食的行為理由是什麼……這些部
分無法依靠父母親和周遭的人來替他描述。對於比較防衛的青少
年，剛開始的時候可以先採取他的觀點來看待這個疾病，以及周
遭人對他這個行為所造成的限制和影響。我們一般會從對青少年
比較沒有威脅性的主題開始切入，如果青少年願意帶著自己的同
儕來提供相關的資訊，常常會很有幫助，有時候有好朋友在場，
反而比父母親在場更容易描述真實的情形。治療師需要和青少年
建立足夠的關係之後，才能夠蒐集到比較可信的資料。

　　父母親所提供的觀察和資訊，對於比較年幼的小孩會有幫助，
因為這些孩子常常沒有辦法提供客觀和有效的描述和訊息。然而

在作者會談過許多國高中學生的經驗中發現，父母親所觀察到的
常常只是行為的片段，沒有辦法如同青少年學生敘述的這麼完整，
畢竟這些青少年大部分的時間都不在家裡面，而且這個年齡的青
少年也不太會將實際上遭遇的情形，詳細的報告給父母親知道。

(二)父母親所提供的資料

在評估青少年的時候，非常重要的是取得父母親的合作。父
母親在提供青少年資料的同時，我們也需要蒐集有關於家庭狀況
以及相關的壓力，因為許多青少年的情緒及行為問題，都是來自
家庭。相對的，青少年的重要支持系統除了學校的同儕之外，主
要還是來自父母親和家庭。會談當時，如果重要的家人都可以出
席，蒐集的資料會比較完整，而且也比較客觀。我們常常看到的
情況是，母親對於孩子的行為問題有相當多情緒化的描述，而父
親或許採取的是比較中立的態度，認為孩子的行為問題雖然造成
相當大的困擾，但是他還是有許多優點和可取之處。相對的，我
們可以從父母親的描述當中，蒐集到比較客觀的行為事實，甚至
直接看到他們相互的溝通方式。通常我們在蒐集資料的時候，也
開始畫家族圖，因為家庭成員以及相互之間的關係，常常會反映
出對於青少年的這個精神症狀或行為問題的態度。例如，雖然母
親的情緒很多，但是對孩子的行為可以描述到相當多的細節，孩
子雖然和母親有衝突，但是有事情的時候仍然會想要找母親討論。
父親看起來雖然很中立，但是常常不在家，主要的管教責任是由
母親來執行，所以當詳細的詢問有關於青少年的精神症狀和行為

問題時，父親常常沒有辦法對於細節做具體描述。或者父親常常想要藉由「孩子沒有那麼嚴重」的理由，來減少呈現出自己對孩子行為沒有辦法詳細了解的焦慮。

　　在蒐集家庭的資料時，有一些大方向是我們第一次會談時需要加以評估的，包括了：

　　1. 家人對於青少年問題的看法。

　　2. 蒐集資料的過程中也開始建立關係，逐漸影響整個家庭對於青少年問題處理的方向，能夠和治療師達成協議。

　　3. 對於重要的問題，了解父母親所觀察到的具體的行為。

　　4. 了解家庭發展任務完成的情形：

- 父母親雙方能夠形成婚姻的聯盟關係，來滿足成人之間的親密需求、性需求，以及情感的支持；

- 父母親能夠建立聯盟關係，和孩子形成彈性的互動，並且在管教的態度上，呈現出一致而穩定的規則；

- 能夠提供孩子情緒的滋養、培養孩子的性格、促成健康的生活習慣；

- 在危急的時候，能夠運用適當的資源，促成家庭成員動員及有效的參與。

(三)學校的評估

　　由於青少年大部分活動的時間都在學校，所以學校是一個行為觀察相當好的點。如果學校的導師、輔導老師能夠對於青少年的行為有更整體性的觀察，則能夠提供的資訊相當豐富。在後續

的診斷和治療計畫當中，學校也提供了相當好的療效評估場所，因為醫院的治療情境當中，是一個相當不尋常的、資源豐富的、結構的環境，和青少年真正所處的生活環境有明顯的差異。在我們對於校園的協助經驗當中，常常需要持續的和學校老師保持聯繫，並且在和這些老師的接觸經驗當中，逐漸了解老師對於青少年情緒障礙以及行為問題的看法，適當的給與討論和衛教。學校的輔導室是一個相當好的媒介。學校評估當中，相當好的一個資源就是可以在不同的課堂當中，觀察到個案對於不同課程的興趣，以及情緒障礙和行為問題對於不同學習主題所造成的影響。甚至個案在恢復的過程當中，也可以發現對於課堂的某些興趣和人際關係，這些都可以作為協助精神症狀恢復的助力。

㈣同儕的評估

　　青少年隨著發展階段的進展，注意的焦點也從家庭當中轉移到學校的活動。到了青春期初期，也就是我們國內的國中階段，個案對於同儕的興趣達到高峰，許多行為表現都朝向想要獲得同儕的認同，或者是相當在意自己在他人面前的表現，或者別人對他的看法是什麼。本來在國小階段，青少年在下課回家後，常常會向父母親報告自己整天的生活情形。但是根據我們對於不同學校的學生大規模的會談，可以發現青少年在國中初期，即使沒有和家庭發生太大的衝突，也逐漸傾向於對自己日常的生活保持適當的隱私性，父母親會愈來愈看不到青少年回家後習慣談論自己的行為。而這段期間同儕提供相當多的表達管道，許多個案的精

神症狀以及自我傷害行為，甚至是相當隱私的想法，只有同儕能夠觀察到，或者提供輔助的資訊。如果在會談當中，青少年對於自己情緒障礙和行為問題的原因不太願意談論，治療師又急著蒐集適當的資訊，以便判定個案是否有緊急接受協助的需求時，除了向父母親蒐集資料，或者向學校詢問青少年在學校的表現之外，也可以同時安排與個案親近的同儕的會談。這些資料可能具有相當重要和有效的意義。

(五)醫療的評估

　　青少年個案可能具備了發展方面的身心問題，或者到了青少年階段才出現的情緒障礙和行為問題。首先，必須要經由適當的身體評估，排除因為生理的因素和身體的狀況才造成情緒的波動、行為的變化，然後再進入精神醫療的評估。根據美國精神醫學會兒童及青少年精神醫學教科書，將青少年的疾病分成幾個大方向來思考。

---

1. 經常第一次診斷是在兒童和青少年階段：主要是注意力不足及干擾行為問題
　　a. 注意力不足過動疾患
　　b. 品行疾患
　　c. 對立反抗疾患

（下頁續）

（續上頁）

2.其他也是第一次診斷，常出現在兒童和青少年階段的疾病（本書不加
以討論，在作者另外一本的合著──《兒童變態心理學》會再進一步
討論）
a.分離焦慮疾患
b.餵養和飲食方面的問題
c.抽搐疾患
d.排泄疾患
e.反應性依附疾患

3.比較常見於成人，但是也會出現在兒童和青少年階段的疾病
a.飲食疾患
b.物質相關疾患
c.精神分裂症
d.情緒障礙（情感疾患）
e.焦慮症
f.性別認同障礙
g.睡眠障礙
h.適應障礙

4.發展障礙（本書不加以討論，在作者另外一本的合著──《兒童變態
心理學》會再進一步討論）
a.智能障礙
b.廣泛發展疾患
c.特殊發展障礙

　　在考慮評估青少年可能有哪些符合年齡分布的精神疾病時，
就必須按照一定程序的會談來蒐集相關的資訊。在精神科標準的

會談當中，總共分成幾個階段：

1.會談前準備

2.會談開始，建立關係

關係建立的程度，至少能夠讓會談繼續進行，並且增加蒐集到資料的可信度。由於個案和家人結束評估的時候，可能感覺相當的焦慮和充滿了累積的情緒，評估個人需要，讓雙方覺得在比較輕鬆、比較安全的情況下再開始繼續進行資料的蒐集。一般青少年的個案，不需要太多的暖身即可以進入會談。精神症狀比較嚴重、非自願而接受轉介的個案，常常需要花比較長的時間來蒐集資料和建立關係。甚至有時候需要借助老師、家長以及同儕的協助，才能夠和青少年建立會談的關係。會談進行的順利與否，和幾個因素有關：個案精神症狀干擾的程度、家人及個案準備好接受協助的程度、治療師的角色（被標籤成某一方的代言人、被認為是不夠客觀……）、會談的技巧（能夠適當的在足夠的關係上，提供結構或半結構的評估，以便蒐集到足夠有效的資料）。

通常在家屬在場的時候，詢問雙方這一次青少年需要接受評估的理由是什麼，家屬所描述的需求和青少年常常不一致，可能需要後續的分開會談。在我們大量會談的經驗當中，認為應該還是需要先有家屬在場，因為家屬所擔任的是監護人及協助的角色，一定要了解家屬的觀點，以便後續能夠得到家屬的合作。但是整段會談的進行如果全部都有家屬在場，青少年個案常常會掩蓋許多重要的訊息，讓診斷需要蒐集的資料不夠完全。

如果可以有青少年單獨在場的會談，必須要遵循下列原則來

建立關係：

- 從個案比較不會防衛的日常生活事件、角色和身分蒐集資料。例如「你念哪一個學校」、「幾年級」、「最近的課業壓力如何」、「班上有幾個跟你比較要好的同學」。

- 如果個案會談的時候情緒激動，必須要提供適當的安撫，等到情緒減輕到可以會談，再繼續蒐集資料。但是我們的經驗是，不需要到完全的情緒穩定，只要穩定到可以繼續會談即可，就可以往下蒐集資料。

- 治療師必須要小心自己的用字：父母親可能對於青少年的某些行為採取了比較批判性的字眼。治療師需要重新框架成比較中性的字眼，並且注意青少年對於這些描述的反應，再繼續往下會談。我們的經驗是如果完全按照父母親所描述的文字來和青少年會談，青少年常常會更加激動，更加認定治療師是父母的代言人。

- 從青少年最常參加的活動和嗜好切入，有幾個重要的效果。第一個，了解青少年一般的活動量、人際互動的情形和品質。蒐集到的這些資料，在後續協助青少年時也是相當有幫助的資源。例如，許多父親帶青少年來會談的時候，常常描述這個青少年十分內向，回家之後都關上房門。然而從青少年的嗜好和活動可以了解，青少年其實在外是十分活躍的，有三到五個很好的朋友，而且參加了許多校外活動，但是由於父母親對於青少年的課業十分重視，希望他回家之後就可以認真念書，青少年逐漸養成回家之後，不

對父母親報告自己在外的活動和嗜好。

- 蒐集的資料必須要盡可能的使用開放問句，讓青少年能夠自由地談論自己有興趣的事情：青少年的溝通能力、思考流程、邏輯推理，都可以在自由的表達當中呈現出重要的訊息。治療師需要保持的是中立的態度，和表現出對於青少年所描述的內容帶著相當的興趣。

- 了解個案當前的問題：接受轉介的原因、造成個人或家庭困擾的原因、學校轉介的原因。詳細了解青少年被轉介的問題，或者主動求助的細節，可以藉由 6W（在什麼地方、和什麼人、發生什麼事、如何發生的、周遭的人怎麼解釋這件事情……）來蒐集相關的資訊。例如，個案出現自我傷害的行為，我們可以蒐集以下的資料：

6W	示範舉例
What	發生了什麼事情，讓家人這麼擔心，希望你來精神科接受評估？之前曾經有發生過類似的情形嗎？
When	這是什麼時候的事情？那時候你本來在做什麼（what）？還有什麼時間也會如此沮喪？還有什麼時間也會做出傷害自己的行為？最常出現在什麼時候？
Who	那時候你和誰在一起？之前你和誰在一起？誰讓你的心情這麼激動，想要傷害自己？想到誰會讓你更加沮喪，更不想要活下去？

（下頁續）

（續上頁）

Where	這是在什麼地方發生的？通常你心情不好的時候，會待在什麼地方？在這裡也曾經發生過類似的事情嗎？當你心情沮喪的時候，通常你會到什麼地方去？在這些地方還有其他的人知道你做過這些事情嗎（who）？
How	當你心情很沮喪的時候，你通常怎麼做？效果如何，會讓你的心情變得更好嗎？如果仍然沒有辦法讓心情變好，你還會怎麼做？……什麼樣的情況下，會想要傷害自己（when）？你是怎麼樣傷害自己的？我可以看看你的傷口嗎？傷害自己之後，原來沮喪的感覺有什麼樣的變化？
Why	這麼做可以讓你達到什麼樣的效果？你覺得傷害自己有達到如此的效果嗎？家人對於這件事情的看法呢？他們覺得你是因為什麼原因才會如此做的呢？你的好朋友對於這件事情的看法？他們知道你傷害自己的真正原因嗎？

- 更深入的探索個案當前的問題：在這個階段，會談者開始系統性的探索可能和當前問題有關的各個向度。在 DSM-IV的架構下，探索的向度包括五個軸（請見第一章）。在這個階段，除了對於原來問題的了解之外，必須要了解問題可能相關的背景資料。如果以青少年的憂鬱症來說，必須要了解憂鬱症的心理、生理，及社會層面的問題。在一般精神醫學的會談當中，會了解個案的以下幾個向度：

a. 藥物濫用及依賴的過去病史。

b. 系統的生理疾病以及治療的情形。

c. 是否出現過自我傷害或自殺的行為。

d. 是否出現過暴力和法律相關的過去病史。

e. 是否曾經有頭部外傷、癲癇的神經系統問題。

f. 是否曾經開刀，以及對現在精神狀態造成影響。

g. 是否曾經出現過精神病（幻聽、妄想症、錯亂的行為或言語）、嚴重憂鬱症、躁鬱症。

h. 家庭的精神病史以及和家人的關係，並且注意是否有忽略、虐待、性侵害等等線索。了解個案在遭遇到危機的時候，可以找誰協助，甚至需要緊急住院的時候，誰是可以提供主要幫忙的角色。

　　許多個案在接受問題澄清的時候，可以看到比較防衛的表現，或者沒有經過思考就很快回答沒有過類似的問題。除了在會談的前後重複地澄清我們所懷疑的主題之外，也必須要和學校的老師及家長，來澄清及比較雙方所描述的內容有何不同。

　　另外個案在描述和家人的關係時，也必須要注意是否有上面提到的忽略、虐待、性侵害等線索。了解個案在遭遇困難的時候，最會找誰討論，得到的回應是什麼；和家屬會談的時候，也評估家屬對於個案問題了解的詳細程度，以及投入的程度。相對的，也要了解父母親是否投入過多，對於應該要逐漸獲得獨立和隱私權的孩子，仍然用照顧小孩子的方式去對待，引起了孩子極大的反彈。我們要知道父母親對於孩子不遵守家庭的規則時，或只是學校希望孩子在家中需要完成的任務，父母親所採取的紀律是如何去執行的，對於後續的藥物或心理治療，都能夠提供遵從性重

要的線索。

關於藥物濫用的相關問題，需要採取的問句是先假定個案已經有使用某些物質，包括了菸和酒。然後詢問個案在什麼樣的情況下比較會使用這些物質，並且對於他們的情緒和人際關係造成怎樣的影響。之後再單刀直入的直接詢問搖頭丸、安非他命或其他藥物，使用的頻率和場所。剛開始個案可能會猶豫是否要回答，如果有經過前面抽菸和喝酒這些問題的準備，讓個案知道我們可以了解他，使用這些物質是想要達到某些目的（調節情緒、無聊……），也有可能因此而使用到一些非法的藥物來調節情緒，雖然暫時可以解決自己的問題，但是後遺症相當大，也可能會面臨醫療和法律相關的問題。對於藥物濫用的詢問，一定要包含藥物的種類、使用的量和頻率、連續使用多少時間、如果不用的時候是否有戒斷症狀、通常如何處理戒斷症狀、最後一次使用藥物（酒精）是什麼時間……？就如同我們檢查個案的憂鬱症狀一樣，隨著治療的改善，睡眠、心情、對於活動的興趣都會改變，所以詳細的了解症狀的內容以及它的變化，也可以了解個案藥物使用的情形，是否已經有改善或者是惡化。

3.結構性的評估個案的精神狀態〔精神狀態檢查（mental status examination, MSE）〕

精神狀態檢查則是詳細檢查個案當前的精神狀態，這就是最接近個案現在狀態的一種呈現。治療師應該要了解，即使個案過去有過許多嚴重的精神症狀，但到底現在是處在哪一個狀態，需不需要緊急做介入，還是只要對當時的精神症狀做一個評估和追

蹤即可，都必須要依賴精神狀態檢查。

　　精神狀態的檢查則包括了以下幾個向度：

- 外觀：個案的打扮、身材、步態、衛生、合作態度、是否有出現異常或怪異的穿著和行為。
- 言語：音量、速度、發音是否正常、使用的字彙。
- 情緒的表現：包括——

  a. 情緒：是一種客觀的、可以觀察到的情緒、會隨著思考的內容而轉變。

  b. 情感：這是一種比較持續的情緒狀態，雖然也會受到外界壓力的影響，但在壓力消失之後，個案仍會長期維持的情緒狀態，這個部分對於我們的診斷相對而言比較重要。

- 認知及知覺：

  a. 思考形式：主要是觀察想法之間的連結是否合乎邏輯。是否能夠針對我們所提出的問題做出正確的回應，或者是前後不連貫、離題、答非所問……等等異常的表現。精神分裂症就是相當典型的一種代表，在思考形式可以出現脫軌、切線思考以及其他思考流程的異常表現。一般會談的時候，我們都只會專注在會談的內容，往往忽略掉讓個案自由談論一段時間，看看他的思考流程，到底是否朝向我們所詢問的問題，或者是混亂失序。

  b. 思考內容：比較異常的思考內容則包括關係意念、被迫害意念、被控制意念、擴大意念、被監控意念……等等

想法，這些想法常常是有這樣的感覺，但是還不太確定。一直進展到相當確定而且不可被動搖，並且在周遭的人都認為不可能有這樣的事情存在時，就要考慮是否已經達到妄想的狀態。

c. 妄想：是一種不可動搖的信念。在精神症狀的檢查裡面，常常包括了關係妄想、被迫害妄想、被控制妄想、誇大妄想、被監控妄想、宗教妄想……一旦達到妄想的程度，不是經由口頭的說服就可以讓個案改變這些想法。而且周遭的人都認為這件事情不可能發生，更讓個案覺得十分痛苦，認為周遭的人不關心他。

d. 強迫思考：重複的、想要去卻去不掉的想法，這些想法一再重複地出現，而且造成個案困擾，雖然覺得這些想法不合理，但是腦中卻一再浮現這樣的想法。例如，和父母親吵架之後，一直浮現父母親會在車禍當中死亡的想法，雖然覺得不合理，不應該這樣想，但是腦中一再浮現，讓自己十分痛苦。

e. 還有幾個比較特殊和精神分裂症特別相關的症狀，包括了思考插入、思考抽出、思考廣播。請參照精神分裂症的章節中，症狀描述的部分。

• 特殊的知覺：

a. 幻覺：也就是雖然沒有外在的刺激，卻產生這樣的知覺反應。例如周遭沒有人，也不可能聽見任何人在附近講話，但是耳朵旁邊卻清楚的聽到有好幾個人在談論自己。

幻覺的部分則包括了聽幻覺、視幻覺、嗅幻覺、味幻覺、身體幻覺（覺得皮膚下面有蟲在鑽）。精神分裂症的幻覺大部分都是聽幻覺，如果有視幻覺，則必須要考慮可能是腦部器質性的病變。

b. 錯覺：有明顯的外在刺激，但是被個案解釋錯誤。例如看到身後搖晃的樹影，誤判成人的影子，則推斷有人在後面跟蹤。事實上，樹的影子是存在的，跟前面的幻覺不同，幻覺是沒有實際上存在的刺激，而錯覺則是的確有刺激，但是被個案解讀錯誤了。錯覺常常可以因為比較清楚的觀察和澄清後，就會得到修正，被跟蹤的看法就會跟著消失。

- "JOMAC"是對於個案重要認知功能檢查的縮寫，實際上是包括了：

a. J（判斷力）：對於自己的行為表現，是否符合當時的情境，以及社會可以接受的規範。

b. O（定向感）：對於時間、人、地點，是否能夠正確的判讀。

c. M（記憶力）：即刻的記憶、近期的記憶、長期的記憶。

d. A（注意力）：隨著不同意識清醒的程度，表現出能夠維持注意力一段時間，以及根據我們的要求適當的轉移注意力。

e. C（計算能力）：能夠根據我們的要求，做不同程度的數字運算。

檢查項目	計分方式
定向感： 現在是西元幾年、什麼季節、幾月幾日、星期幾？我們在哪一個國家、哪一個縣、哪一個城市、哪一個醫院、幾樓？	答對一個項目一分，滿分是十分
記憶力： 每一秒由測量者說出一個東西，總共三個東西。請病人跟著念出這三個東西。 隔一段時間之後，請病人重複地說出剛剛念過的三樣東西。	病人能跟著念出每一項東西，算一分 順序不限，能夠記住一樣東西算得一分
注意力和計算力： 請病人由 100 － 7 再減去 7，共重複減去五個七，詢問每減去一個七之後，數字應該是多少？	$100 - 7 = 93$ $93 - 7 = 86$ $86 - 7 = 79$ $79 - 7 = 72$ $72 - 7 = 65$ 每一項正確得一分
語言： 能夠清楚說出檢查者指定的兩樣東西。 能夠清楚的跟著檢查者說出指定的諺語。 能夠根據檢查者的要求，做出三個步驟的	總共兩分 總共一分

（下頁續）

（續上頁）

動作「請你用右手拿起這張紙，摺成對半，放在地上」。 能夠閱讀紙板上的文字，遵守以下的步驟 （紙板上的文字指示如下）：	每一個步驟一分
• 閉上眼睛。	一分
• 寫一個句子。	一分
• 照著紙板上的圖，同樣的畫一份在另 　外一張紙上。	一分

修改自 Folstein M. F.等人（1975）所提出的mini-mental state exam（MMSE）。

4.完成個案的精神狀態檢查

5.結束會談，並且詢問是否還有需要補充的重要資料

　　當蒐集了足夠的資料後，有可能還需要經過請個案去接受神經科等生理方面的檢查之後，才能達到這樣的結論。我們了解個案當前的問題，以及個案所處的環境和人際方面的現況之後，開始要詢問個案或者是家屬，或者轉介的老師、法院等機構，希望這一次我們能夠處理的部分是什麼。最重要的當然是要詢問個案，認為自己這一次到底是什麼問題，有哪些部分是需要接受協助而改變的。青少年個案常常認為自己需要改變的部分，和父母親及老師是有所不同的，我們則需要詢問青少年對於其他人希望他改變的部分，和希望他接受評估的部分，有什麼樣的看法，最後根據青少年問題的種類，是否需要強制性的接受治療和評估（因為嚴重精神疾病，而有傷害自己或他人的危險性時），然後和青少

年討論如何在自己認為應該要改變的部分，和周遭人建議他要改變的部分，取得一個平衡點。

常常在會談結束後，青少年對於這些會談的結果有許多的意見，甚至視為自己還需要補充，以免被檢查者或治療者誤會，這時候常常可以請青少年對於這些主題提出自己的看法。我們常會問的句子是：「還有哪些部分你認為相當重要，需要告訴我的？」「還有哪些部分你有問題要問我的？」本來治療師或檢查者常常認為，這時候應該不會有什麼重要資訊，但是根據我們會談的經驗，許多難以啟口的問題，包括了性問題、家庭暴力或虐待、嘗試使用一些藥物……等問題，常常是在這樣的詢問下透露出來的，這是一個下次會談時相當重要的線索。

治療師在這時候，如果相當的肯定這個青少年有即刻的危險性，包括傷害自己或他人的危險時，正好趁這個時候向青少年解釋，傷害自己或別人的行為是不在保密範圍的，治療師或檢查者有義務向相關的人報告。但是其他談話的內容則可以根據個案的意願，採取部分或全部的保密。這樣一方面可以讓個案願意繼續和治療師會談，而且願意比較真誠的開放自己的資訊，也不會讓相當危險的訊息隱藏在錯誤的保密關係當中，而延誤了高危險個案接受治療的時機。

6. 對會談的結果加以概念化，並且做出暫時的診斷和解釋

這個部分則需要具備對精神病理的相關概念，在蒐集了許多個案在生理、心理及社會各方面的資訊之後，對個案的五軸診斷，提出暫時性的看法。根據這些診斷，必須要向個案和家屬解釋，

協助他們能夠對於自己的狀況有基本的了解，並且建議後續的處置，包括：接受生理方面的檢查（例如抽血、腦波檢查）、心理的衡鑑和評估（例如智能、人格、學習能力、注意力的評估）、社會及人際功能評估（可能會安排人際問卷、家族治療）。暫時的概念化並不是將所有的資料放在一起處理，而是必須要根據所蒐集到資料的可信度，以及相關的推論和懷疑，再加上治療師的經驗及理論，對於當前看到的臨床表現，做出最可能的推論和後續方向的建議。

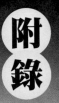

附錄 少年法院觀護人輔導知能訓練：回顧與展望

壹、緣起

　　因高雄醫學大學與少年法院想要針對醫療與法律做結合，期待對於非行少年有更多的資源及專業的意見提供協助，於是從民國九十年年初，開始規畫由精神科醫師定期到法院協助個案的評估、診斷與治療。剛開始的合作範圍除了非行少年的處理之外，還包括了義工的訓練、個案的研討、社區資源的連結，讓高雄少年法院除了原來少年專業的形象之外，更結合了醫療和社區的資源。在持續一年多以來對法官及觀護人所提供的合作經驗，在九十一年年底做了一個整理和回顧。

貳、過程與評估

第一階段，試辦與修正：本來合作的計畫是希望能夠藉由精神醫療的團隊來協助個案的保護管束，以及設計各類型的團體並且加以執行。再加上不定期的提供個案的諮詢以及專業的研討活動，在執行半年之後修正原來合作的模式，由醫師每週定期到法院，接受法官、觀護人對於實際案件加以諮詢，並且評估是否有門診或住院治療的必要性。由於原來累積部分較為棘手的案件，再加上保護少年的基本原則是協助他們能夠回到社區而不是加以處罰，所以逐漸將少年法院手邊較為棘手的案例，經由生理心理評估、醫院或社區社工的介入、社區諮商員以及老師的協助，逐漸建立起合作的網絡。

第二階段，合作模式的穩固建立：在每週持續有精神科醫師提供諮詢、心理評估以及會談的示範，再加上到醫院接受治療的特別快速通道後，法官及觀護人已經比較熟悉醫療系統與法院的運作如何結合，並且時常藉由面對面的溝通來協調建立精神醫療及法律的不同介面如何整合。這個階段，醫療系統也比較熟悉團隊的不同成員可以提供給少年法院哪些最適當的協助，來達到快速、有效、且最合乎青少年福利的協助方式。這個階段可以發現，醫院可以提供最大的協助在於精神疾病的診斷、精神疾病前驅症狀與非行行為的鑑別診斷、性侵害及家庭暴力加害者與受害者的評估與處遇、提供適當的藥物和心理治療、急性病房住院以及危

機的處理、經由精神醫療社工協助社區的安置、家族的會談與治療等項目。再加上法院原來就有在執行的定期追蹤，甚至由觀護人接受親職教育訓練後能夠更有效的帶領團體，讓復發預防需要執行的幾個項目（追蹤、評估、個案管理、多種模式結合、系統間的協調和磨合），能夠更加有效的執行。

　　第三階段，輔導知能與專業能力的提升：少年法院的法官和觀護人對於輔導知能帶著極大的興趣與投入，這也就是高雄少年法院之所以在青少年問題處理中，能夠繼續保持特有的熱誠與自我提升競爭力。經由法官和觀護人不斷與精神科醫師溝通，開始提供漸進式的理論與實務訓練。訓練的內容包括青少年的諮商與心理治療會談技巧、青少年常見的精神病理、病因及處理原則、團體諮商的基本技術，加上個別技術的模擬演練……等等。雖然觀護人及法官主要的工作並不在於對個案做諮商與心理治療，但是在這些專門處理非行少年行為問題的矯治與追蹤的專業人員身上，具備了青少年精神醫學以及各種心理諮商的概念之後，對於青少年後續的處置、長期追蹤所保持的態度、對於青少年特定行為以及家庭親職教育課程的指定和安排，都可以看到更加細膩而完整的專業角度。現在少年法院在進行的訓練正好處於這個階段，希望在明年年中能夠完成青少年精神病理的基本概念建立，並且能夠將基本的心理諮商技巧融於青少年的會談當中。如果再加上親職教育團體種子教師訓練等等的專業提升，結合我們正在進行的團體領導員初階訓練，相信可以讓青少年的輔導工作事半而功倍。

參、結論與展望

經由問卷調查觀護人對於課程學習的成就感以及期待繼續加入的主題,可以發現法官及觀護人已經逐漸希望能夠探討及學習更為進階的主題:包括了希望對於反社會人格違常的個案如何評估和處理、性侵害及家暴加害者的處理、團體動力的觀察與學習等等主題。預期在基本會談技術完成訓練後,再加上少年法院新大樓落成,可以提供單面鏡的觀察和現場的督導,工作人員的會談技術便可以直接上場操作。由於筆者長期訓練社區諮商中心的諮商員,於是藉由訓練社區諮商員的經驗和概念,希望能夠有效的融入少年法院輔導專業知能的訓練當中。希望未來的一年,能夠讓這些工作人員對於青少年的非行行為不僅能夠執行法律的專業處置,每個人還能即時有效的會談,甚至做出最符合專業需求的處置計畫。

唐子俊

(本文摘錄自《高雄少年法院院訊》)

參考文獻

American Psychiatric Association (2000). Diagnostic and Statistical Manual of Mental Disorders (4th ed.). *Text Revision.* Washington, DC, American Psychiatric Association.

Angold, A., & Costello, E. J. (1996). Toward establishing an empirical basis for the diagnosis of Oppositional Defiant Disorder. *Journal of the American Academy of Child and Adolescent Psychiatry, 35,* 1205-1212.

Asarnow, J. R. (1994). Annotation: Childhood-onset schizophrenia. *Journal of Child Psychiatry and Psychology, 35,* 1345-1371.

Barkley, R. A. (1991a). Attention-deficit Hyperactivity Disorder. *Psychiatric Annals, 21,* 725-733.

Barkley, R. A. (1991b). Diagnosis and assessment of Attention-deficit Hyper-activity Disorder. *Comprehensive Mental Health Care, 1,* 27-43.

Bernstein, G. A., & Borchardt, C. M. (1991). Anxiety Disorders of childhood and adolescence: A critical review. *Journal of the American Academy of Child and Adolescent Psychiatry, 30,* 519-532.

Bowen, R. C., Offord, D. R., & Boyle, M. H. (1990). The prevalence of over-anxious disorder and separation anxiety disorder: Results from the Ontario Child Health Study. *Journal of the American Academy of Child and Adolescent Psychiatry, 29,* 753-758.

Folstein M. F. et al. (1975). Mini-mental state: A practical method for grading the cognitive state of patients for clinician. *J of Psychiatr Res 1975,12,*189-198.

Garber, J., Kriss, M. R., Koch, M., & Lindholm, L. (1988). Recurrent depression in adolescents: a follow-up study. *Journal of the American Academy of Child Psychiatry, 27,* 49-54.

Harrington, R. (1992). Annotation: the natural history and treatment of child and adolescent affective disorders. *Journal of Child Psychology and Psychiatry, 33,* 1287-1302.

Harrington, R. (1994). Affective disorders. In M. Rutter, E. Taylor, & L. Hersolv (ed.), *Child and Adolescent Psychiatry.* London: Blackwell Science, pp. 330-374.

House A. E. (1999). *DSM-IV diagnosis in the schools.* New York: Guilford.

Klein, R. G. (1994). Anxiety disorders. In M. Rutter, E. Taylor, & L. Hezov (Eds.), *Child and adolescent psychiatry: Modern approaches* (3rd ed.). Oxford: Blackwell Science, pp. 351-374.

March, J. S., & Leonard, H. L. (1996). Obsessive-Compulsive Disorder in children and adolescents: A review of the past 10 years. *Journal of the American Academy of Child and Adolescent Psychiatry, 35,* 1265-1273.

Mufson L, et al. (2004). *Interpersonal Psychotherapy for Depressed Adolescents.* New York: Guilford.

Pilowsky, D. (1986). Problems in determining the presence of hallucinations in children. In D. Pilowsky, & W. Chambers (Eds.), *Hallucinations in children.* Washington, DC: American Psychiatric Press.

Prochaska J. et al. (1992). In research of how people change: application of addictive behaviors. *Am Psychologist 1992, 47,* 1102-1114.

Radke-Yarrow, M., Nottelmann, E., Martinez, P., Fox, M. B., & Belmont, B. (1992). Young children of affectively ill parents: A longitudinal study of psychosocial development. *Journal of the American Academy of Child Psychiatry, 31,* 68-77.

Russell, A. T, Bott, L., & Sammons, C. (1989). The phenomenology of Schizophrenia occurring in childhood. *Journal of the American Academy of Child and Adolescent Psychiatry, 28,* 399-407.

Rutter, M., Silberg, J., O'Connor, T., & Simonoff, E. (1999). Genetics and child psychiatry: IL Empirical research findings. *Journal of Child Psychology and Psychiatry, 40,* 19-55.

Sadock B. J., & Sadock V. A. (2001). *Kaplan & Sadock's pocket handbook of clinical psychiatry* (3rd ed.). Philadelphia: Williams & Wilkins.

Schuckitt M. A. et al. (1993). Clinical course of alcoholism in 636 male inpatients. *Am J of Psychiatry, 150,*789.

Siegel, M., & Barthel, R. P. (1986). Conversion Disorders on a child psychiatry consultation service. *Psychosomatics, 27,* 201-204.

Slater E. (1965). The diagnosis of hysteria. *Br Med J, 1,* 1359.

Strober, M., Lampert, C., Schmidt, S., & Morrell, W. (1993). The course of major depressive disorder in adolescents: recovery and risk of manic switching in a follow-up of psychotic and non-psychotic subtypes. *Journal of the American Academy of Child and Adolescent Psychiatry, 32,* 34-42.

Werry, J. S. (1996). Childhood Schizophrenia. In K. R. Volkmar (Ed.). *Psychoses and Pervasive Developmental Disorders in childhood and adolescence.* Washington, DC: American Psychiatric Press.

國家圖書館出版品預行編目資料

> 青少年心理障礙快速診斷手冊／唐子俊、
> 黃詩殷、王慧瑛作. -- 初版. --
> 臺北市：心理，2005（民 94）
> 面； 公分. --（心理治療；68）
> 參考書目：面
>
> ISBN 957-702-823-3（平裝）
>
> 1. 精神醫學 2. 心理治療 3. 青少年問題
>
> 415.95 94016094

心理治療 68 **青少年心理障礙快速診斷手冊**

作 者：唐子俊、黃詩殷、王慧瑛
執行編輯：謝玫芳
總 編 輯：林敬堯
出 版 社：心理出版社股份有限公司
社 址：台北市和平東路一段 180 號 7 樓
總 機：(02) 23671490 傳 真：(02) 23671457
郵 撥：19293172 心理出版社股份有限公司
電子信箱：psychoco@ms15.hinet.net
網 址：www.psy.com.tw
駐美代表：Lisa Wu Tel：973 546-5845 Fax：973 546-7651
登 記 證：局版北市業字第 1372 號
電腦排版：臻圓打字印刷有限公司
印 刷 者：玖進印刷有限公司
初版一刷：2005 年 9 月

讀者意見回函卡

No. _____   填寫日期：   年   月   日

感謝您購買本公司出版品。為提升我們的服務品質，請惠填以下資料寄回本社【或傳真(02)2367-1457】提供我們出書、修訂及辦活動之參考。您將不定期收到本公司最新出版及活動訊息。謝謝您！

姓名：_____   性別：1□男   2□女

職業：1□教師 2□學生 3□上班族 4□家庭主婦 5□自由業 6□其他____

學歷：1□博士 2□碩士 3□大學 4□專科 5□高中 6□國中 7□國中以下

服務單位：_____ 部門：_____ 職稱：_____

服務地址：_____   電話：_____ 傳真：_____

住家地址：_____   電話：_____ 傳真：_____

電子郵件地址：_____

書名：_____

一、您認為本書的優點：（可複選）

　❶□內容 ❷□文筆 ❸□校對 ❹□編排 ❺□封面 ❻□其他____

二、您認為本書需再加強的地方：（可複選）

　❶□內容 ❷□文筆 ❸□校對 ❹□編排 ❺□封面 ❻□其他____

三、您購買本書的消息來源：（請單選）

　❶□本公司 ❷□逛書局⇨_____書局 ❸□老師或親友介紹

　❹□書展⇨____書展 ❺□心理心雜誌 ❻□書評 ❼其他_____

四、您希望我們舉辦何種活動：（可複選）

　❶□作者演講 ❷□研習會 ❸□研討會 ❹□書展 ❺□其他____

五、您購買本書的原因：（可複選）

　❶□對主題感興趣 ❷□上課教材⇨課程名稱_____

　❸□舉辦活動　❹□其他_____　　（請翻頁繼續）

心理出版社 股份有限公司

台北市 106 和平東路一段 180 號 7 樓

TEL: (02) 2367-1490
FAX: (02) 2367-1457
EMAIL:psychoco@ms15.hinet.net

沿線對折訂好後寄回

六、您希望我們多出版何種類型的書籍

❶□心理 ❷□輔導 ❸□教育 ❹□社工 ❺□測驗 ❻□其他

七、如果您是老師，是否有撰寫教科書的計劃：□有□無

　　書名／課程：_____

八、您教授／修習的課程：

上學期：_____

下學期：_____

進修班：_____

暑　假：_____

寒　假：_____

學分班：_____

九、您的其他意見

_____

謝謝您的指教！　　　　　　　　　　　22068